安心介護ハンドブ

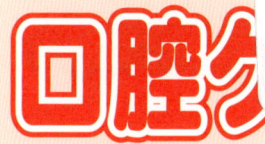

口腔ケ

ネタ帳

監修：堀　清記・堀　和子
編著：前田　万亀子

はじめに

食べることは生活の基本で、生きる意欲にもつながります。要介護者の日常生活における楽しみは、「食事」が1位を占めています。しかし高齢になると嚥下能力や消化吸収能力の衰えとともに口腔内も変化してきます。慢性の病気や、服薬なども口腔の環境に影響します。

口腔ケアは「口からおいしく食べる」ための支援です。また、口腔は食事をするだけでなく発音や呼吸という大切な機能を担っており、質の高い生活を送るうえで非常に重要な器官です。健全な口腔環境を保ち、そしゃく機能を維持することは認知症や誤嚥性肺炎の予防につながり、寝たきりや閉じこもりを防ぎます。

日々の口腔ケアは介護される人の自立支援のための介護職の大切な仕事といえます。

業務の中で携帯して役だてていただければ幸いです。

介護職必修 口腔ケアについて、知っておこう!

口腔ケア…その重要性を再認識できる介護職に!!

■基本は…

口の中を清潔にすること!で口から食べることを維持すること。

■加えて…

- かむ動きやマッサージで唾液の分泌をよくして、口の中の細菌を減らすこと。
- 口腔周囲と全身を動かしたり、刺激を与えたりして、飲み込みの機能を向上させて、誤嚥リスクを軽減すること。
- 栄養と食事の工夫(姿勢と形態)によって、心身の健康を維持すること。

↓

高齢者の死因の第3位となった肺炎(ほとんどが誤嚥性肺炎)の予防にもつながる!!

以上のことを知っておくと、利用者の口腔ケア・レクへのモチベーションもアップ

◎本書は、管理栄養士や言語聴覚士、医師そして介護職が協働する現場の成果をまとめてあります!!

口腔ケアってこんなに大事!

●さまざまなことにかかわってきます。

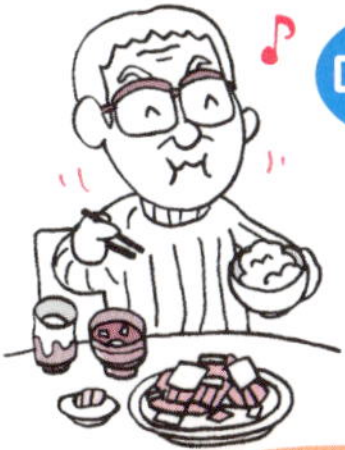

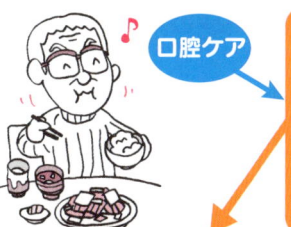

口腔ケア

感染予防

- 口腔疾患
  （虫歯や歯周病など）
- 呼吸器感染症の予防
  （誤嚥性肺炎など）

QOLの向上と介護負担の軽減

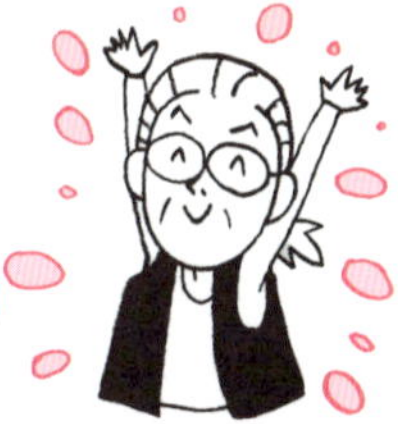

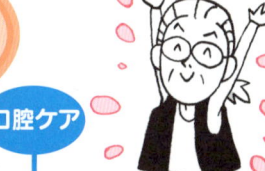

口腔ケア

口腔ケア

口腔機能の維持・回復

- 摂食・嚥下障害の改善
- 食欲の増進
  （口腔内の爽快感や感覚の向上による）

全身の健康維持・回復及び社会性の回復

- 体力の維持・回復
- ADL向上
- コミュニケーションの改善
  （言語の明確化や口臭の除去などによる）

どうして口腔ケアが必要なの?

口腔ケアは健康の維持増進と口腔の疾病予防、リハビリテーションになり、QOLの向上を目ざすものです。

こんなにある!口腔ケアの効果

●QOL(クオリティ・オブ・ライフ)の向上

口臭がなくなることや口腔機能の向上で言葉が明瞭になりコミュニケーション能力が発揮できる。

●口腔内乾燥の予防

唾液の分泌を促して口の動きや感覚低下を防ぎ、味覚保持や円滑な会話を維持する。

●誤嚥性肺炎の予防

口腔・咽頭の機能を回復させ、誤嚥を予防する。

●虫歯や歯周病の予防

肺炎や心内膜炎、糖尿病、腎炎などの予防にもなる。

●口腔機能の回復

低栄養の防止や免疫力の向上、要介護状態の悪化の防止につながる。

●認知症の予防

かむ力を維持・改善して脳の認知機能の低下を防ぐ。

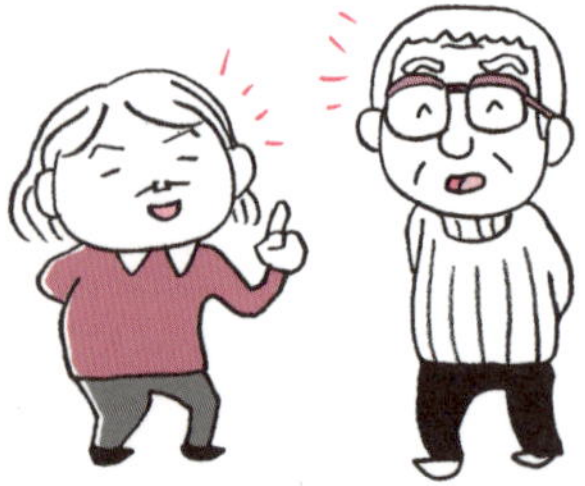

機能的口腔ケアと器質的口腔ケア

口腔ケアには、口の中をきれいにする器質的口腔ケアと口腔の機能を高める機能的口腔ケアとがあります。

機能的口腔ケア

- そしゃくや嚥下など口の機能を回復させ、維持・向上するためのケアです。自分の口から食べること、会話を楽しむことは口腔機能が維持できているからできることです。
⇒本書・Ⅰ口腔機能ケア&レク30、Ⅱ食前・食事中・食後のチェックポイント参照

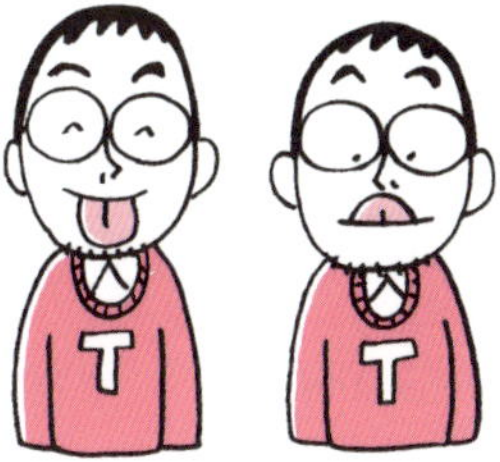

例えば…
舌やほおの運動や唾液腺マッサージなど

器質的口腔ケア

- 口の中を掃除して清潔に保つためのケアです。歯だけでなくほおの内側や歯茎、舌にも同じように汚れは付着します。細菌の繁殖を防ぐために、口の中の歯垢や食べかすをきれいに取り除く必要があります。
⇨本書・Ⅱ食前・食事中・食後のチェックポイント、Ⅲすぐに役だつ口腔ケアの基本

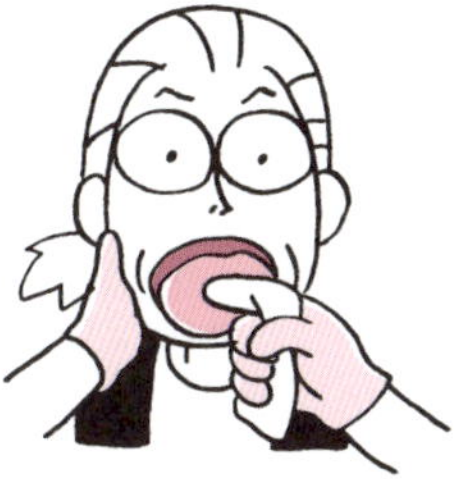

例えば…
口腔の清掃(歯・入れ歯・舌・粘膜など)や歯科治療

もくじ

I

口腔機能ケア＆レク30

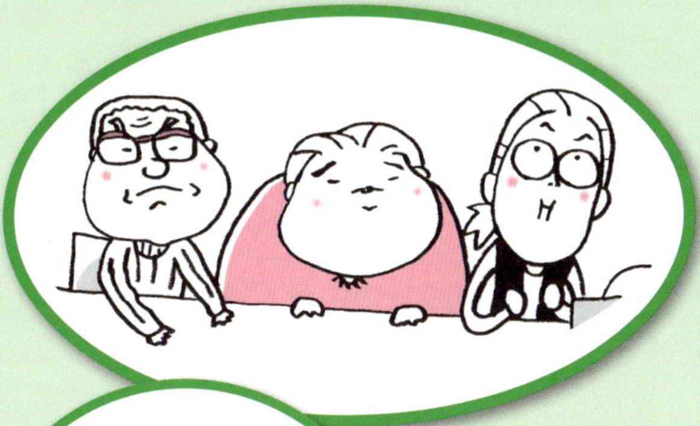

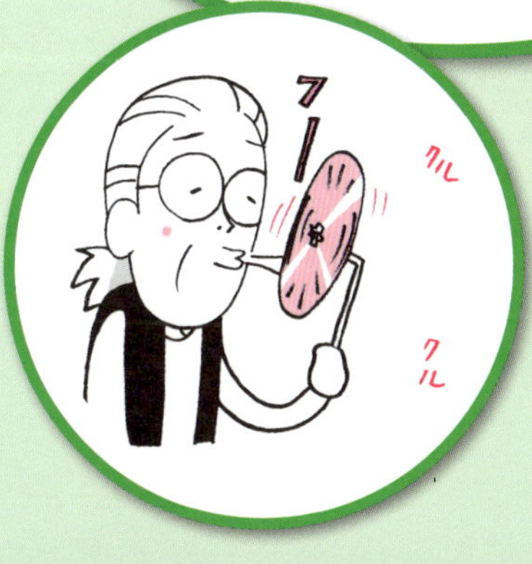

口腔リハビリテーション

口腔機能訓練で摂食・嚥下障害のトラブルを解消しましょう。次のページから、ケア&レク30として下記のようなことに役だててください。

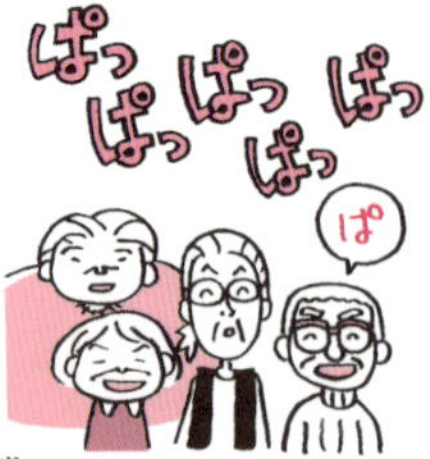

●嚥下体操

飲み込む力を促す。

●唾液腺マッサージ

唾液の分泌を促す。

●口腔周囲筋トレーニング

口の周りの筋肉（唇・ほお・舌・あご　など）を鍛える。

●パタカラトレーニング

発音による運動で食べ物をじょうずにのどの奥まで運ぶ。

●口腔内トレーニング

粘膜を意識しながら口腔内をストレッチする。

●諸機能アップ

楽しくレクリエーションをしながら維持向上を。

●ガムラビング（P104参照）

指で口腔内をストレッチする。

※いろいろな効果が重複するので、何番という特定はしていません。

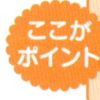

ここがポイント

口腔に関係する筋肉を鍛えることで、感覚を呼び戻したり、豊かな表情を取り戻したりもできます。

食事前の準備体操の基本

無理や痛みのない範囲でひと通り（❶〜❾）10分くらいするようにします。

❶深呼吸

吸って吐いて
リラックスする。

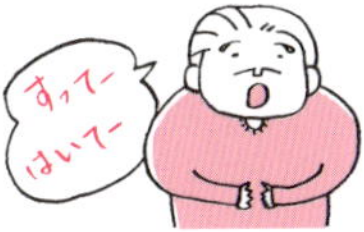

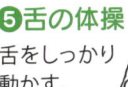

❷首の体操

ゆっくり左右に
動かす。

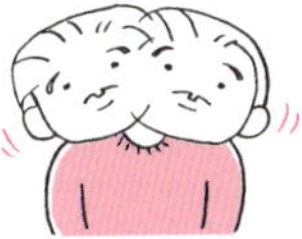

❸肩・腕の体操

上下、左右に
動かす。

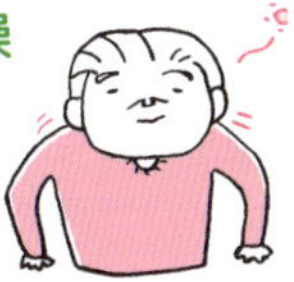

❹ほおと顔の体操

ほおを内側から膨らませたりして顔の筋肉をほぐす。

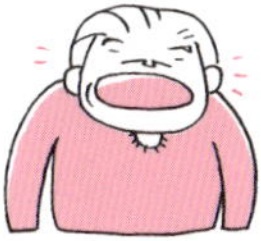

❺舌の体操

舌をしっかり
動かす。

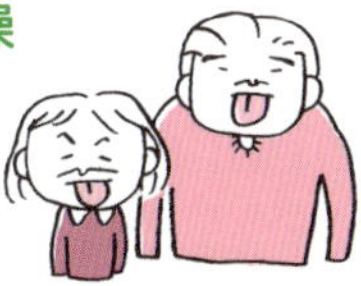

❻唾液腺マッサージ

唾液腺を5〜10
回軽く押す。

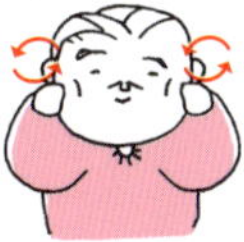

❼発音の練習

声を出して唇や舌を
動かす。

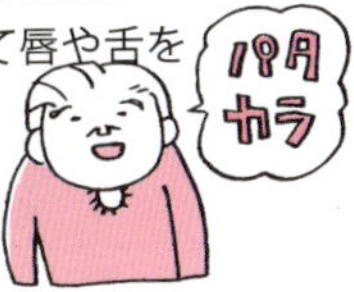

❽咳をする運動

おなかを押さ
えて咳をする。

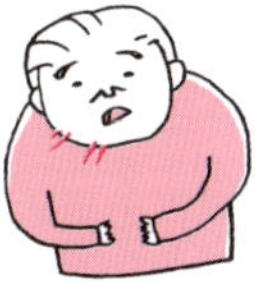

❾足踏み体操

リズミカルに
足踏みをする。

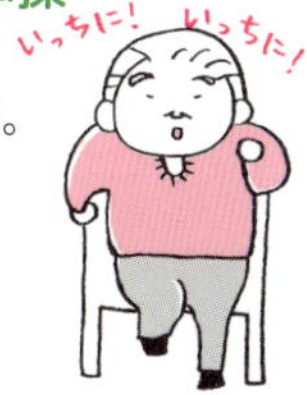

1 おなか引っ込め腹式呼吸

加齢による肺機能低下を防いで、リラックスした状態を保ちます。

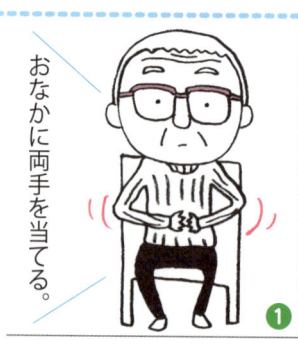

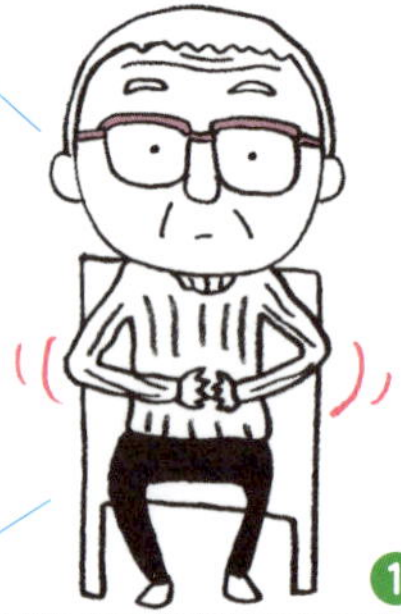

1 おなかに両手を当てる。

2 鼻から息を吸い込む。
（おなかが膨らむ）

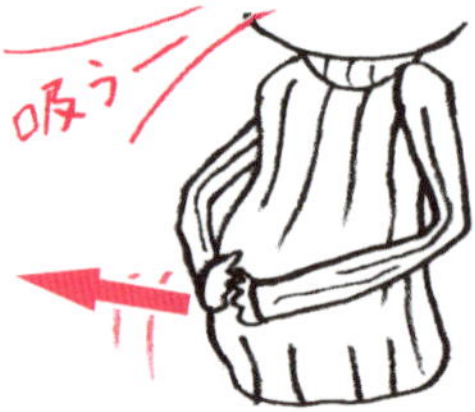

3 口からゆっくり息を吐いて、
おなかの空気を出す。
（おなかぺちゃんこ）

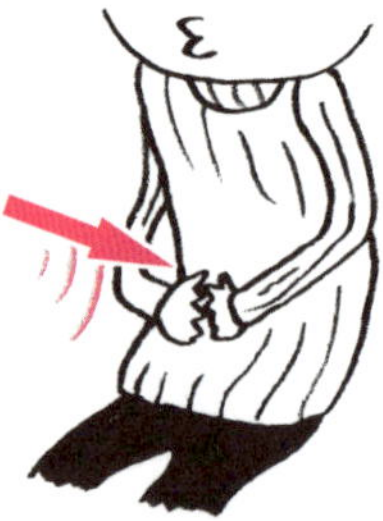

4 吸う
1、2、3、4
吐く
1、2、3、4、5、6、7、8
2回繰り返す。

おなかの動きがよくわかるよ!!

ここがポイント
背筋が反り返ったり、肩が上がったりしないようにします。

② 首ゆっくり体操

唾液の分泌が促進され、
食べ物の飲み込みがよくなります。

① ゆっくり後ろを振り返る（左右）。
それぞれ２回

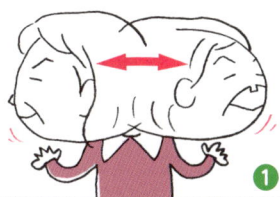

② 下を向いたまま左右に
ゆっくり動かす。

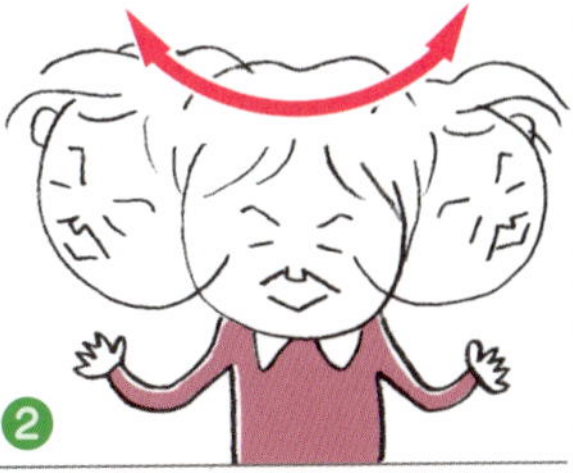

③ ゆっくり首を左右に倒す。

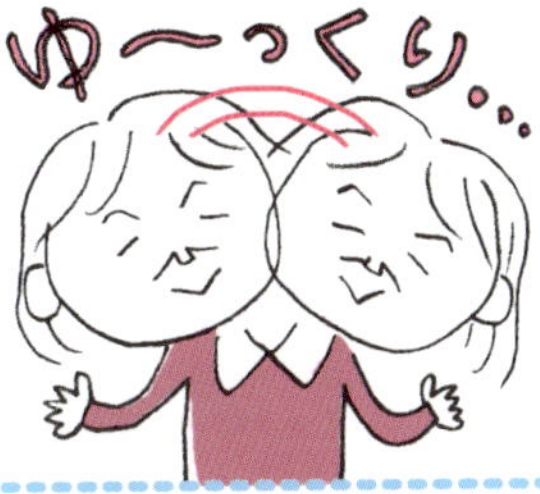

④ 注意！後ろに
反らさないように。

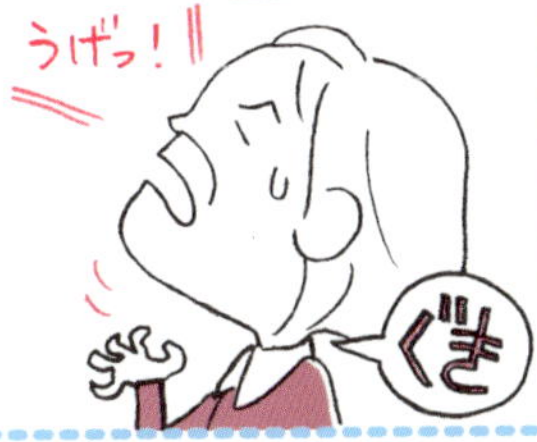

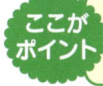

ここがポイント
嚥下に関係する筋肉の多くが首に集中しています。
筋肉をほぐすことで食べる準備を始めましょう。

③肩ストーン体操

肩の筋肉をほぐすことで口周りの血流がよくなります。

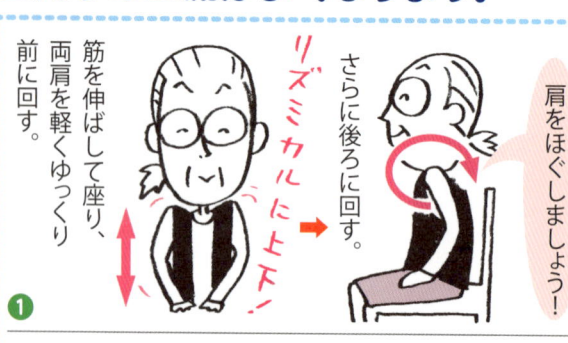

①

筋を伸ばして座り、両肩を軽くゆっくり前に回す。

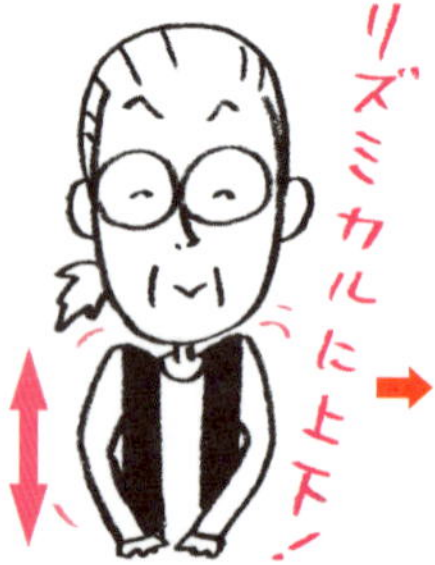
リズミカルに上下！

さらに後ろに回す。

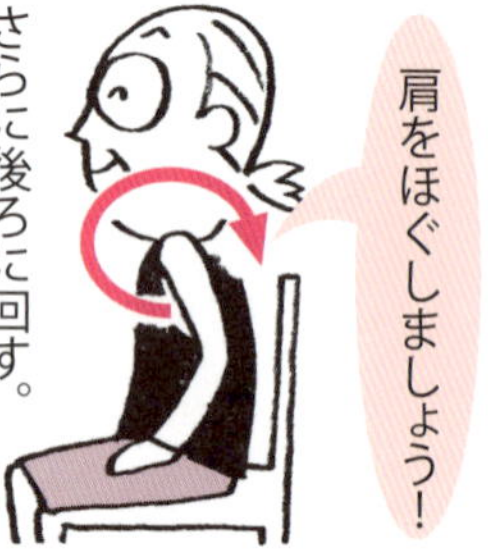
肩をほぐしましょう！

②

息を吸いながら肩を上げる（5秒間リラックス）息を吐きながらストーンと落とす。

耳に肩が届くつもりで上げる
息を吐きながら一気に力を抜く

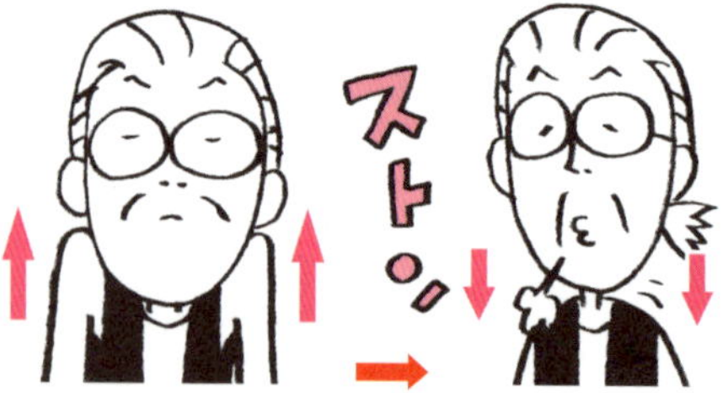
ストン

ここがポイント 体幹を安定させて肩の力は抜き、肩甲骨を動かすことを意識して回しましょう。

④わきトントン体操

両腕で両わき腹をたたき、呼吸筋をほぐして血行をよくします。

わきを緩めて両わき腹をトントンたたく。（２回）

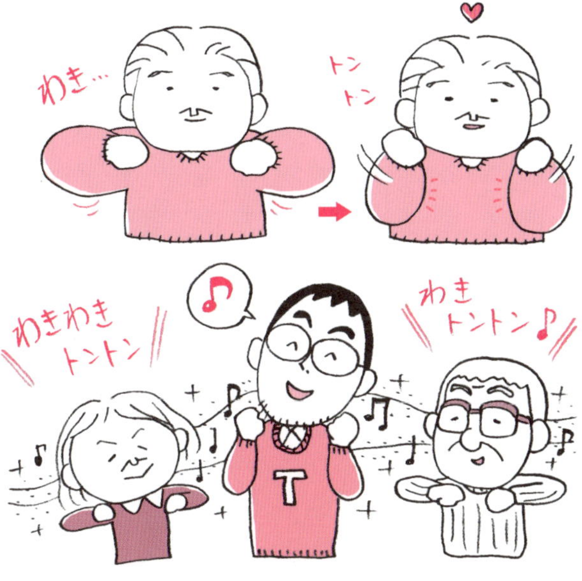

ここがポイント　消化器の機能も高めることができます。リズムや歌に合わせて行ないましょう。

⑤腕ばんざい体操

上半身の運動になって血行を促進し、関節の柔軟性も図ることができます。

腕を上げる動作を
みんなで。

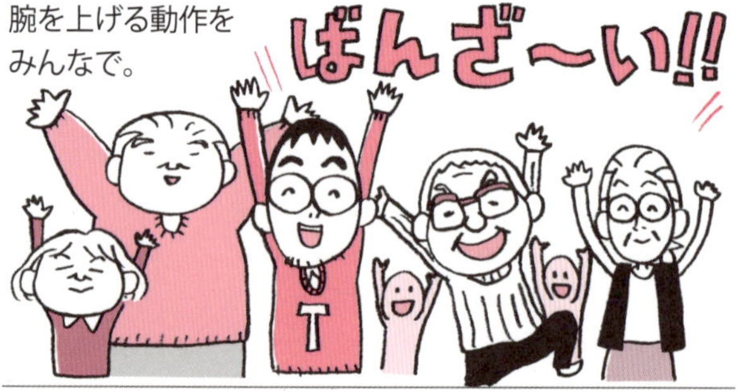

腕を左右片手ずつ、
斜め前に突き出す。

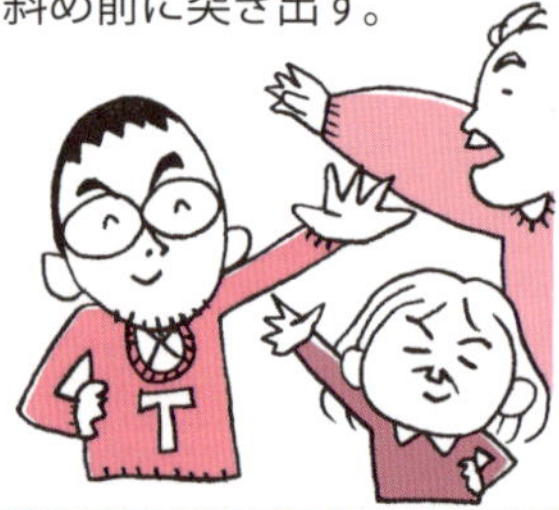

両腕突き出しもして
みよう!

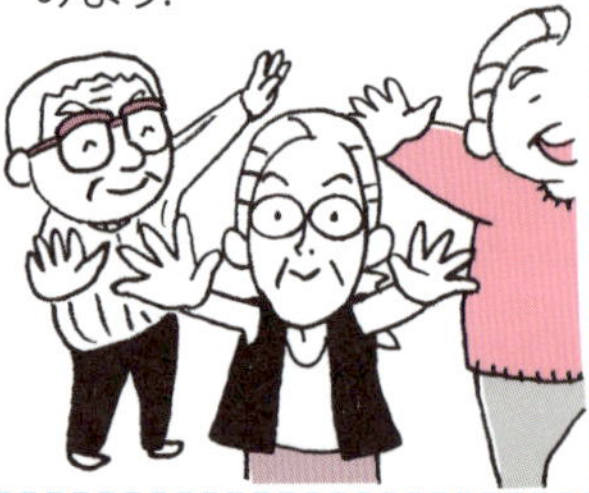

ここがポイント

背伸びをするようにします。腕の痛い人などは上がる範囲で無理をしないようにします。

⑥手指あいさつ体操

指先を動かすことで血流を促し感覚機能の低下予防になります。

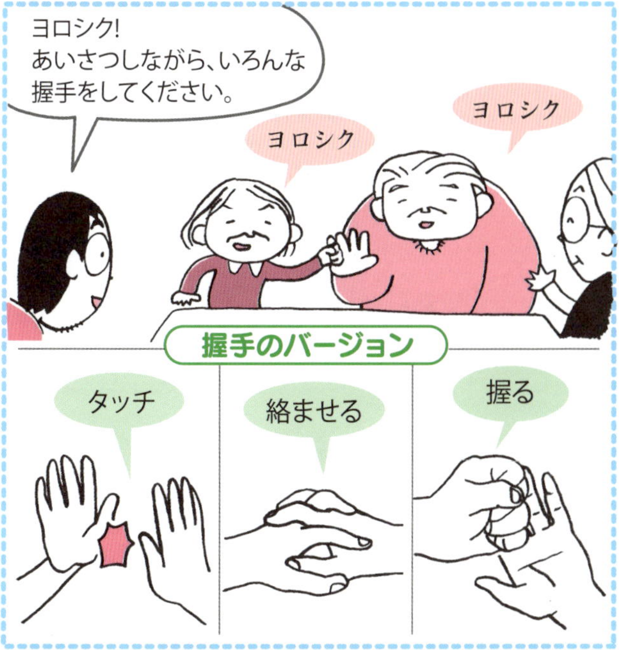

ここがポイント

手指の柔軟性がつきます。
また、雰囲気づくりにも効果的です。

7 ほっぺストレッチ

頬筋を強くして、そしゃく機能、口の渇き、食べこぼしなどを改善します。

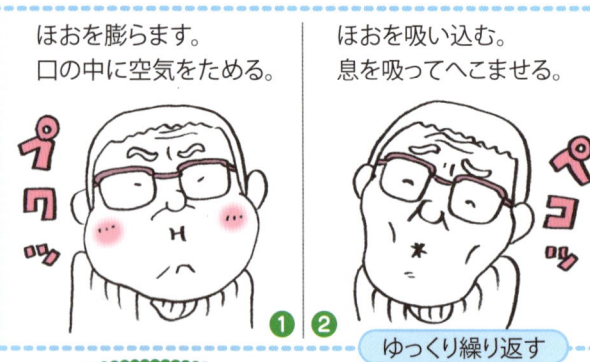

ほおを膨らます。
口の中に空気をためる。

1

ほおを吸い込む。
息を吸ってへこませる。

2

ゆっくり繰り返す

ここがポイント

表情やポーズを工夫してみましょう。ほおを動かすことで、唾液がよく出るようになり、飲み込みやすく食べやすくなります（誤嚥を防ぐ）。

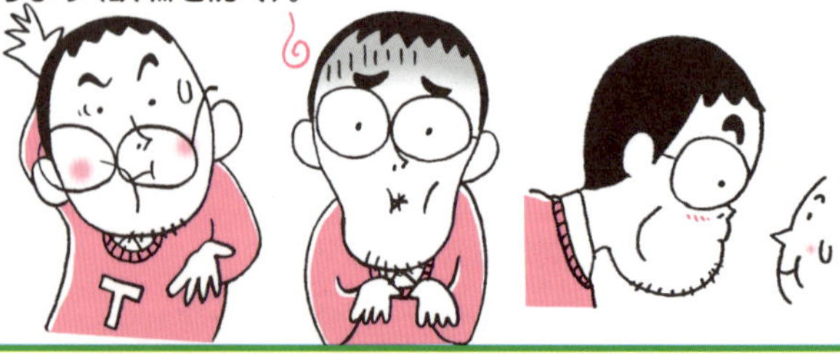

8 まねっこ百面相

顔の筋肉系の代謝量がアップして嚥下力やドライマウスが改善します。

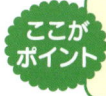

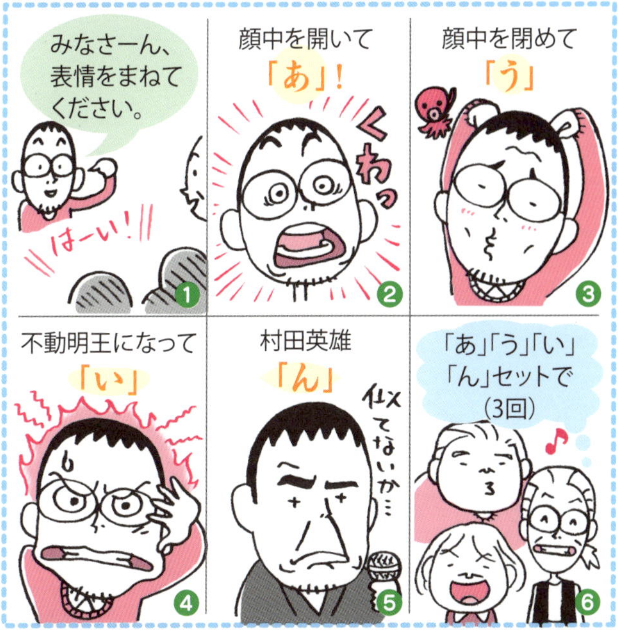

みなさーん、表情をまねてください。
はーい!
1
顔中を開いて
「あ」!
くわっ
2
顔中を閉めて
「う」
3
不動明王になって
「い」
4
村田英雄
「ん」
似てないか…
5
「あ」「う」「い」「ん」セットで(3回)
6

ここがポイント

喜怒哀楽の感情は人の顔にはっきり表れます。表情筋(顔を構成する筋肉)のなせる技ですが、特に口の周りの筋肉が大きな役割を果たしています。

⑨お口あんぐり体操

あごの動きをよくして飲み込むチカラを強化します。

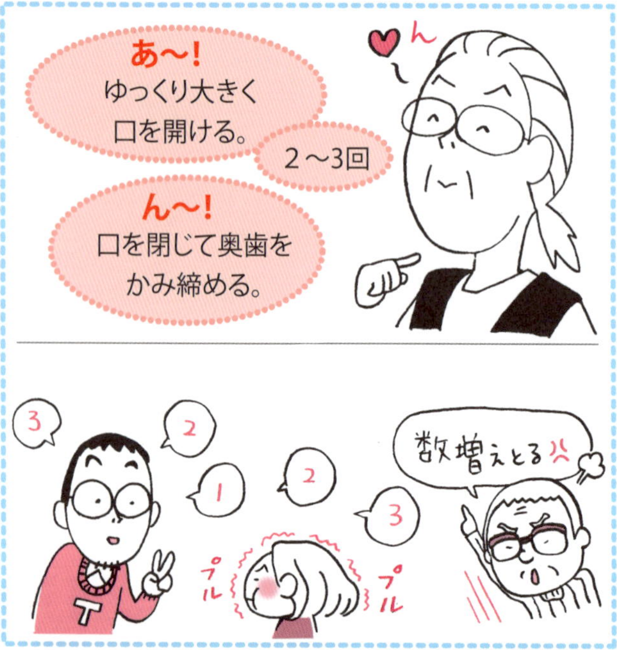

ここがポイント 口の開閉と唇の体操になります。「ん〜」では舌を上あごに押し付ける感じにするようにします。

10 おめめパッチリ体操

目の周りの筋肉がほぐれて、適度な刺激でスッキリとしてきます。

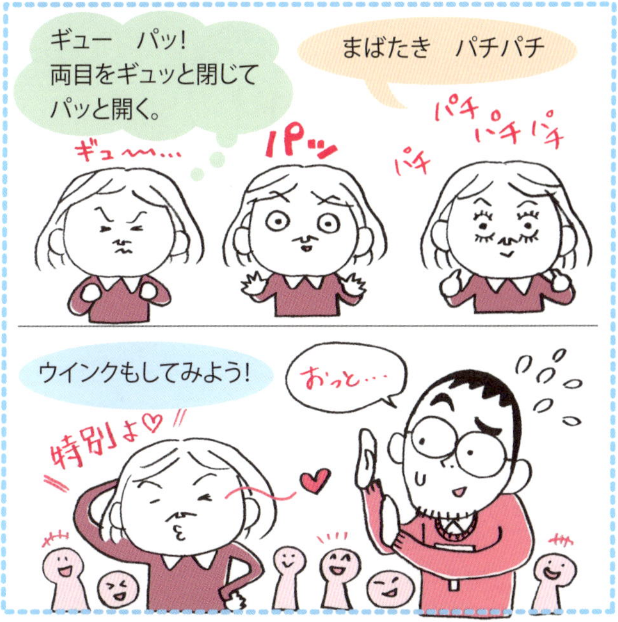

ここがポイント

できる範囲のリズムで無理をせずに行ないます。まばたきのパターンをいろいろつくっておくとよいでしょう。

11 お口パントマイム

舌圧《ぜつあつ》と口輪筋《こうりんきん》(口の周りの筋肉)の低下を予防してより強くします。

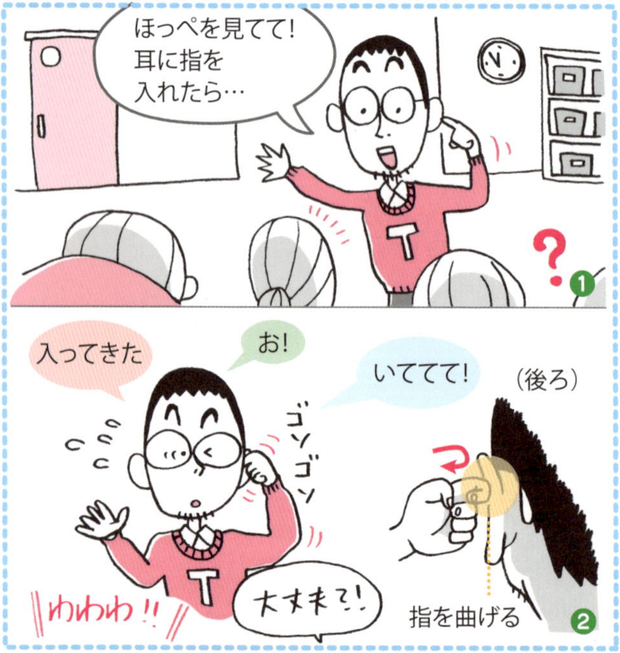

ここがポイント 口の中で舌をいろいろ動かして何かに見たててみましょう(ゴリラ、アメ玉　など)。

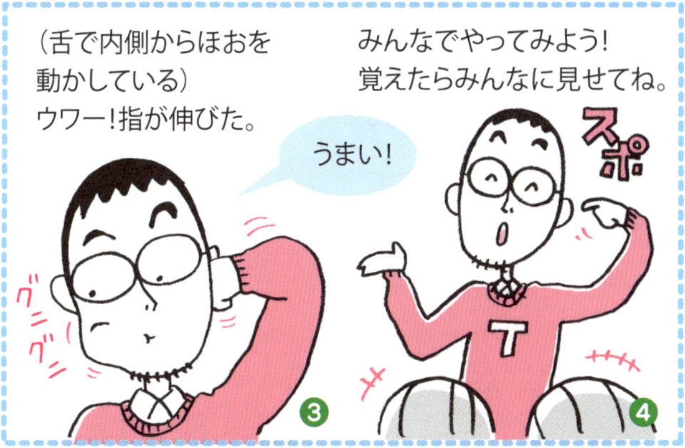

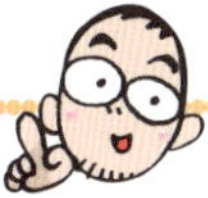

知っとこ!

「口輪筋」ってどんな筋肉?

口輪筋は唇の周囲を取り囲む筋肉のことで、唇を閉じたりすぼめたりするときに使います。たくさんの表情筋が口輪筋から放射状に伸びており、口輪筋が弱くなると周囲の表情筋も動かなくなり表情が乏しくなります。また、口輪筋の衰えは「発音が聞き取りにくい」などの原因になったりします。

⑫ベロベロ脳トレ

そしゃく時、嚥下時の舌の動きを滑らかにします。

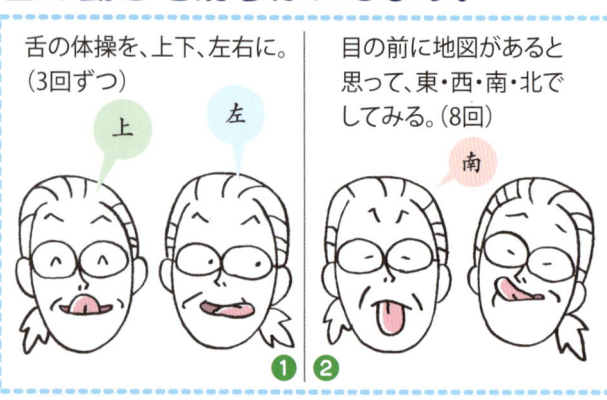

舌の体操を、上下、左右に。（3回ずつ）

❶

目の前に地図があると思って、東・西・南・北でしてみる。（8回）

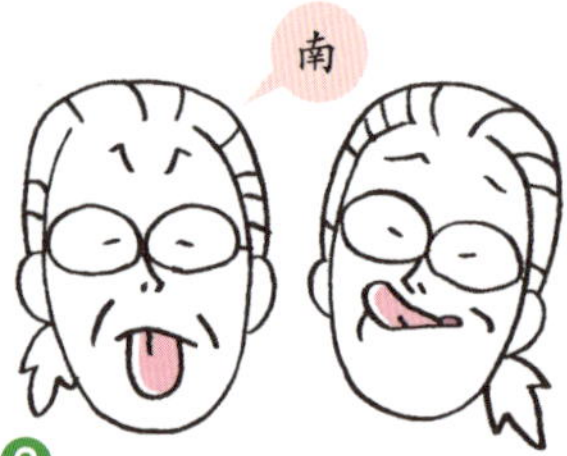

❷

- 舌の筋肉に分布する血管やリンパの流れが活発になる。
- 体のゆがみを、顔と首の部分から整えていく。
- 脳の働きを活性化する。

ここがポイント

口を大きく開けて舌をできるだけ長く出すようにします。舌を動かす力がつくと、食べ物をまとめてのどに送り込むことがうまくできるようになります。

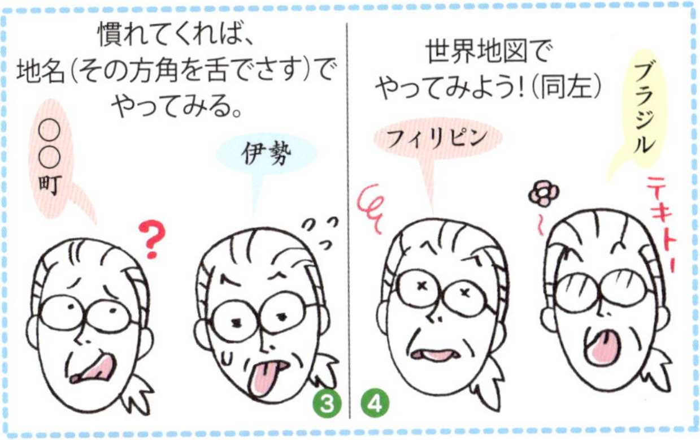

慣れてくれば、地名(その方角を舌でさす)でやってみる。

世界地図でやってみよう!(同左)

知っとこ!

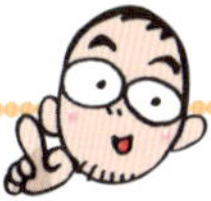

言語障害

(ろれつが回らない・言葉が出ないなど)

言語障害には、失語症と構音障害があり、どちらも主に脳損傷(脳卒中、脳腫瘍、交通外傷　など)の後遺症で起こりやすいです。

- 構音障害(P126参照):会話の内容は正確だが、舌や口唇の運動麻痺によってろれつが回らない状態。しばしば嚥下障害(飲み込みにくさ)を伴います。
- 失語症:言われていることは理解できるが話せない。

⑬お顔つんつんもみもみ

唾液の分泌を促して
口内環境の自浄作用を増します。

顔の骨がある所、ない所、柔らかい所を指でつんつん、もみもみします。

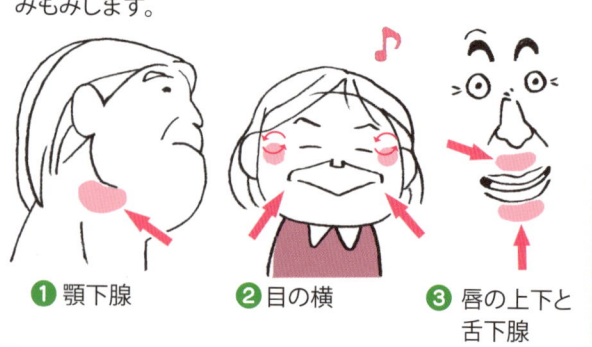

❶ 顎下腺　❷ 目の横　❸ 唇の上下と舌下腺

ここがポイント

唾液の量が少なくなると口の中が乾燥してしまいます。保湿にも配慮しましょう。

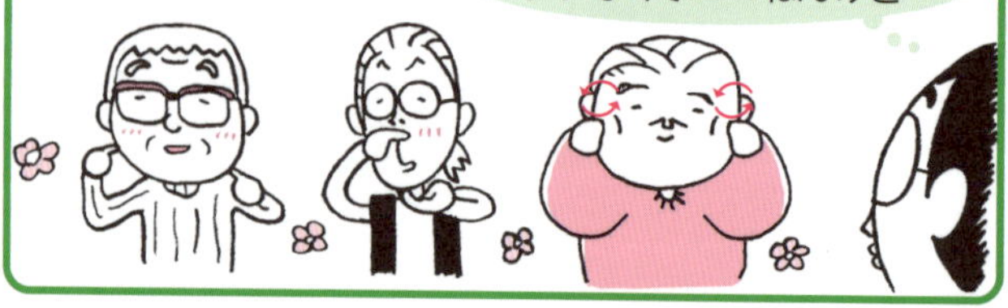

唾液腺マッサージ

唾液の分泌を促すために唾液腺を刺激しましょう。
（各5～10回繰り返す）

耳下腺（じかせん）

耳たぶの少し前方（上の奥歯辺りのほお）に両手のひとさし指を当て、指全体で優しく押す。

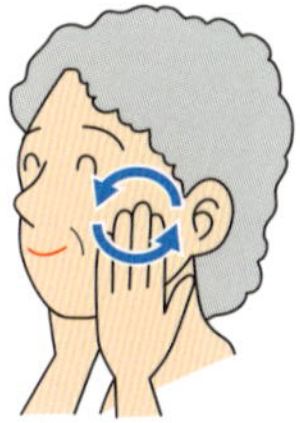

顎下腺（がっかせん）

あごの骨の内側の柔らかい部分に両手の指を当て、耳の下からあご先まで優しく押す。

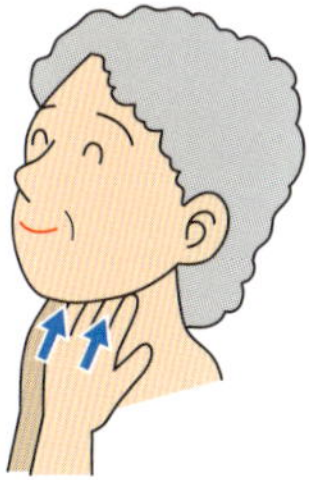

舌下腺（ぜっかせん）

下あごから舌を押し上げるように、両手の親指でグーッと押す。

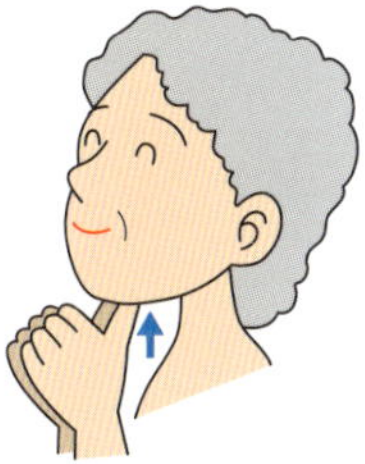

14 元気にアイウエオ

口や舌の筋肉を鍛えて構音障害を予防します。

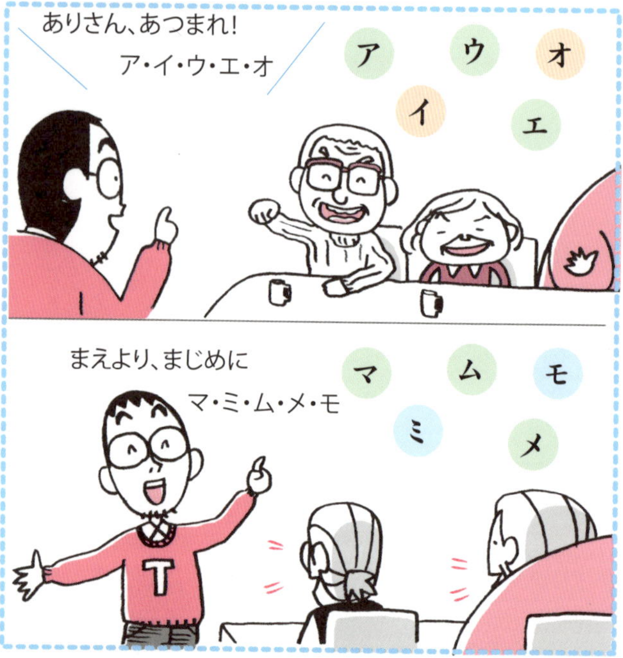

ここがポイント テンポよく楽しみながら!

知っとこ!

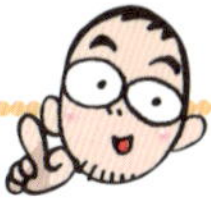

発声トレーニング例

- ありさんあつまれ ⇨ ア イ ウ エ オ
- かにさんかさこそ ⇨ カ キ ク ケ コ
- さかだちさかさま ⇨ サ シ ス セ ソ
- たのしいたこあげ ⇨ タ チ ツ テ ト
- ならんでなわとび ⇨ ナ ニ ヌ ネ ノ
- はなたばはなびら ⇨ ハ ヒ フ ヘ ホ
- まえよりまじめに ⇨ マ ミ ム メ モ
- やっぱりやさしい ⇨ ヤ イ ユ エ ヨ
- らくだいらいおん ⇨ ラ リ ル レ ロ
- わんぱくわいわい ⇨ ワ イ ウ エ ヲ
- がまんだがんばれ ⇨ ガ ギ グ ゲ ゴ
- だらだらでれでれ ⇨ ダ ヂ ヅ デ ド
- ばんごうばらばら ⇨ バ ビ ブ ベ ボ
- ぱらそるぱらぱら ⇨ パ ピ プ ペ ポ

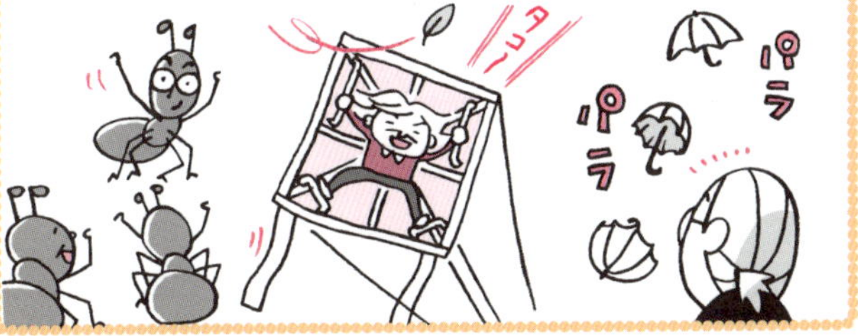

⑮ みんなでパタカラ

口の周りや口腔内の筋肉や舌の動きの改善に役だちます。

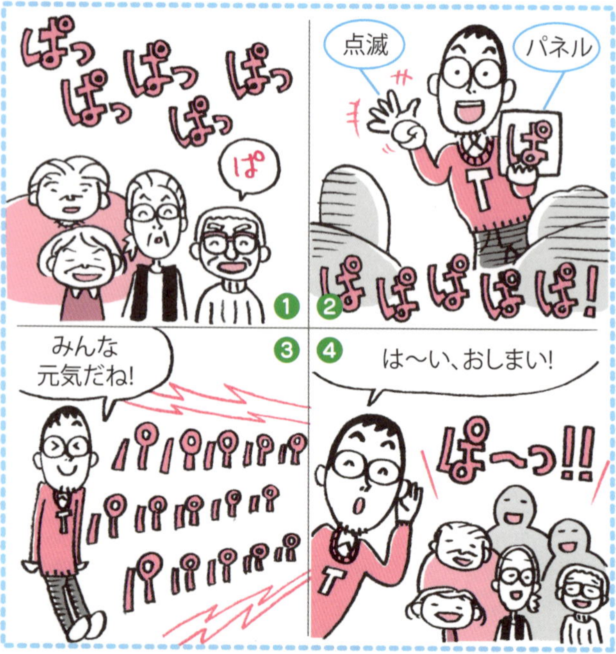

ここがポイント

破裂音の「パ」は、唇をしっかりと閉めてから、口を開いて発音するようにします。

知っとこ!

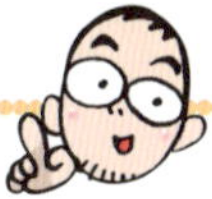

パタカラ体操の効果

「パ」 破裂音で唇をしっかりと閉めてから発音する。唇を閉める筋力を鍛えて食べ物を口からこぼさないようにする。

「タ」 舌を上あごにしっかりとくっつけてから発音する。食べ物を押しつぶす・飲み込むために舌の筋肉を鍛える。

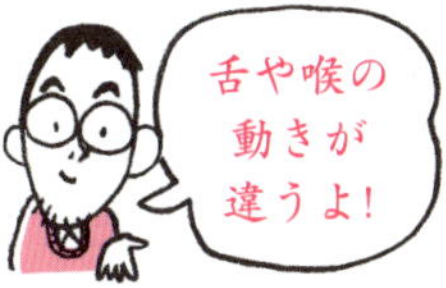

「カ」 のどの奥に力を入れてのどを閉めて発音する。誤嚥しないで食べ物を食道に送るトレーニングになる。

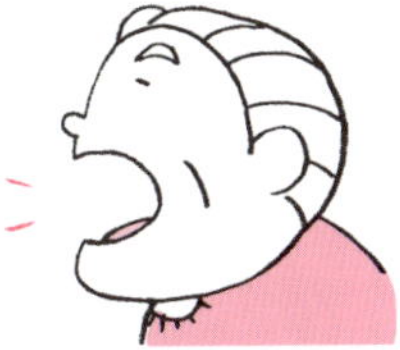

「ラ」 舌を丸めて舌先を上の前歯の裏に付けて発音する。食べ物をのどの奥へと運ぶために舌の筋肉を鍛える。

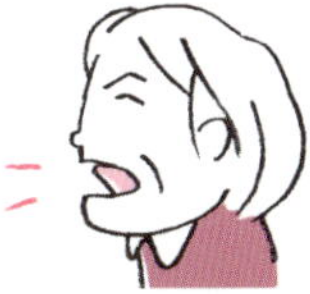

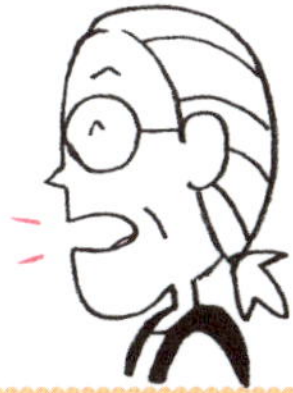

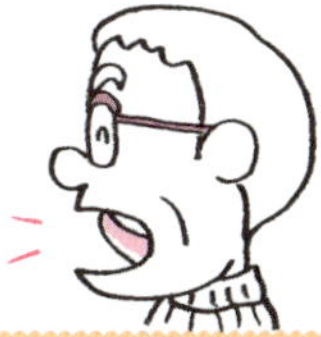

⑯若返り早口ことば

顔とほおの筋肉トレーニングで滑舌をスムーズにします。

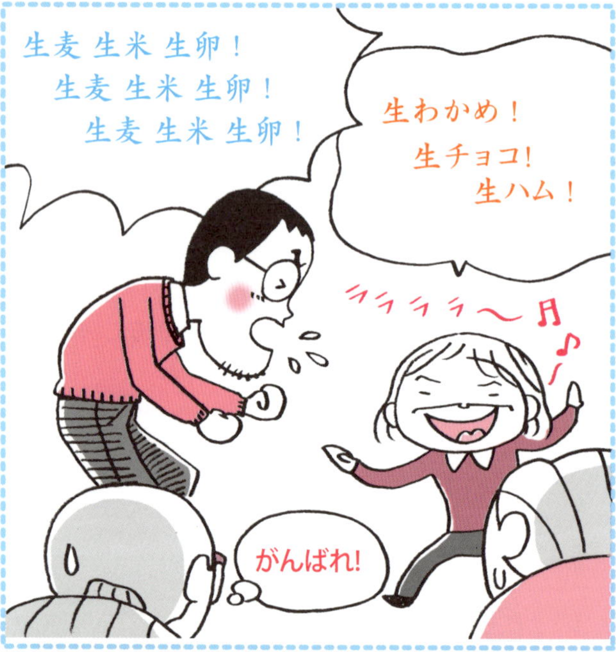

ここがポイント 元気な人の場合はゲーム感覚で楽しんでもらうとよいでしょう。

知っとこ！

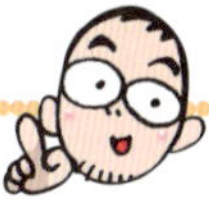

早口ことば例

- 生麦生米生卵　（なまむぎ　なまごめ　なまたまご）
- ジャズシャンソン歌手　（じゃず　しゃんそん　かしゅ）
- 老若男女　（ろうにゃくなんにょ）
- 赤パジャマ黄パジャマ茶パジャマ
（あかぱじゃま　きぱじゃま　ちゃぱじゃま）
- 青巻紙赤巻紙黄巻紙
（あおまきがみ　あかまきがみ　きまきがみ）
- 除雪車除雪作業中
（じょせつしゃ　じょせつ　さぎょうちゅう）
- 隣の客はよく柿食う客だ
（となりの　きゃくは　よく　かきくう　きゃくだ）
- この杭の釘は引き抜きにくい
（このくいの　くぎは　ひきぬき　にくい）
- 魔術師魔術修行中
（まじゅつし　まじゅつ　しゅぎょうちゅう）
- むさしのむさしが原の武蔵坊弁慶
（むさしの　むさしがはらの　むさしぼう　べんけい）
- 庭には鶏が二羽いる
（にわには　にわとりが　にわいる）
- 東京特許許可局許可局長
（とうきょうとっきょきょかきょくきょかきょくちょう）
- かえるぴょこぴょこ3(み)ぴょこぴょこ
あわせてぴょこぴょこ6(む)ぴょこぴょこ
- この寿司は少し酢がききすぎた
（このすしは　すこし　すが　ききすぎた）

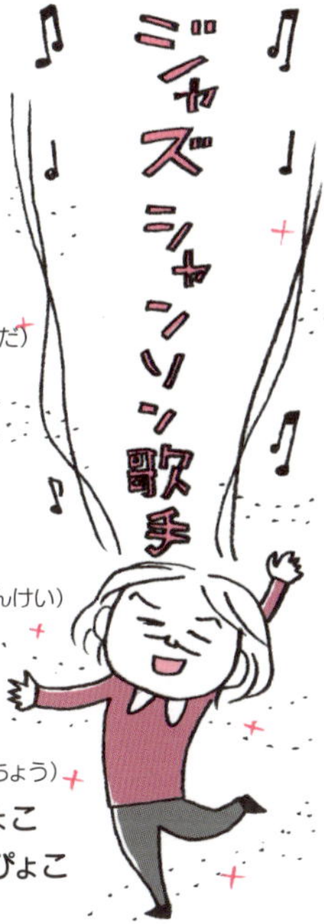

⑰ゴホン咳払い

呼吸、声門の閉鎖の協調性と誤嚥物を吐き出す能力を改善します。

「ゴホン」と咳払い。シチュエーションでバラエティ豊かに。
（2～3回）

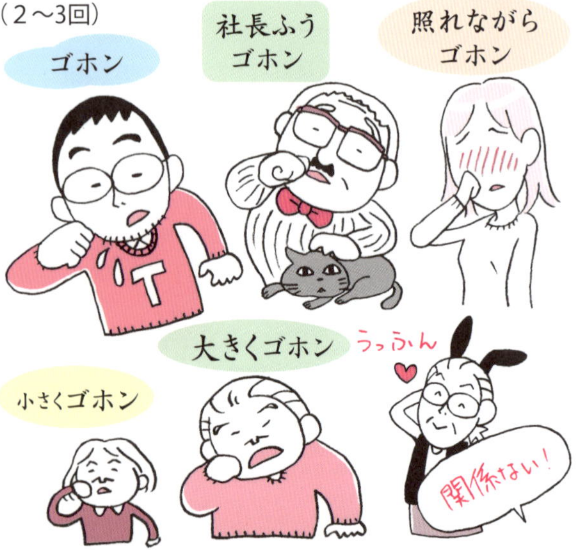
ゴホン
社長ふう
ゴホン
照れながら
ゴホン
大きくゴホン
うっふん
小さくゴホン
関係ない！

ここがポイント

誤嚥した際にむせるための訓練。やりすぎてしまうと喉を痛めることがあるので気をつけましょう。

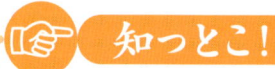

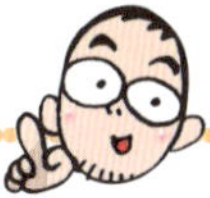

知っとこ!

唾液の働き

唾液腺

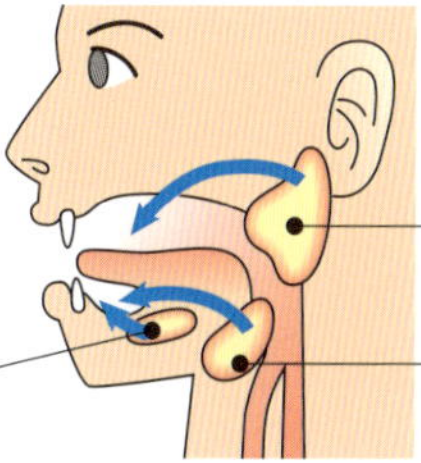

唾液の働き

- **消化作用**…消化酵素のアミラーゼの働きで糖質を分解し、体内に吸収しやすい状態にする。
- **そしゃく・嚥下作用**…唾液との混和で適当な食塊ができ、飲み込みやすくなる。
- **潤滑作用・湿潤作用**…口の粘膜を潤し、口を滑らかにする。
- **溶媒作用**…食べ物に含まれる味物質が唾液の中に溶け込み、舌の味覚受容器で味を感じることができる。
- **洗浄作用**…食物残渣を除去する。自浄作用ともいう。
- **抗菌作用**…病原微生物に抵抗する。抗菌作用を持った酵素リゾチームが唾液に含まれている。
- **pH緩衝作用**…口の中のpHを中性に保ち、歯が溶けて虫歯になるのを防ぐ。

18 ふ～ふ～ふぅ～

軟口蓋《なんこうかい》の動きをスムーズにして鼻に食べ物が入らないようにします。

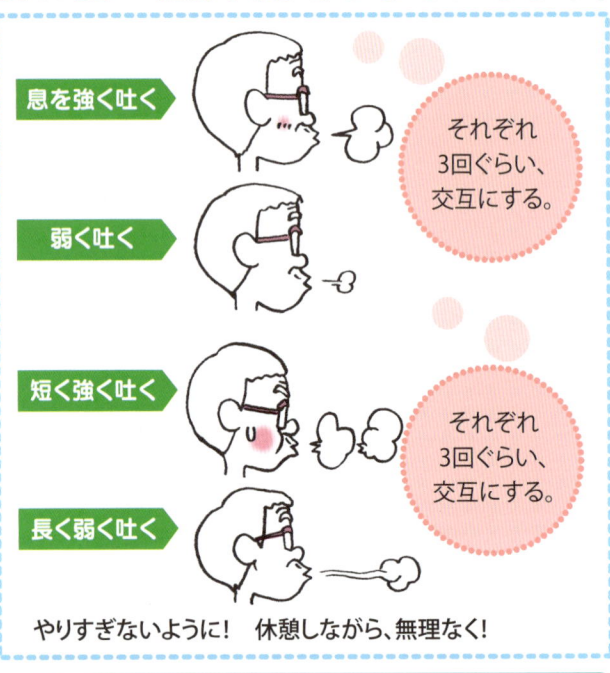

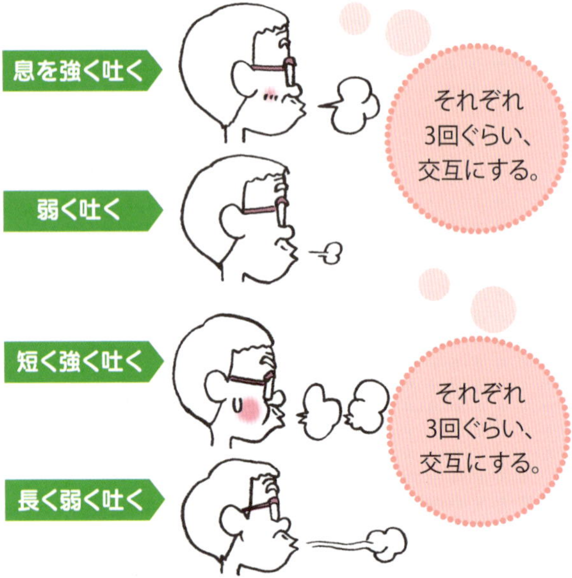
息を強く吐く
弱く吐く
それぞれ3回ぐらい、交互にする。
短く強く吐く
長く弱く吐く
それぞれ3回ぐらい、交互にする。

やりすぎないように！　休憩しながら、無理なく！

ここがポイント
軟口蓋の開閉に支障があると息が鼻に抜けて言葉がわかりづらくなることもあります。

19 歌って足踏み体操

基礎代謝量がアップして嚥下力やドライマウスが改善します。

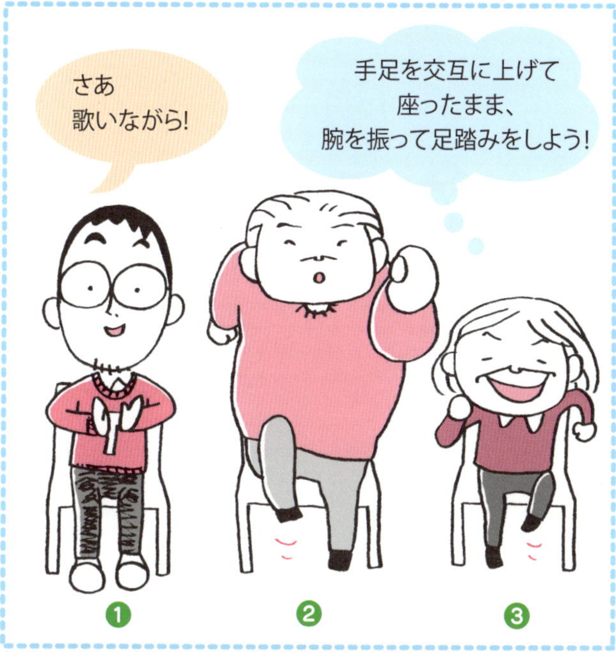
さあ
歌いながら!
手足を交互に上げて
座ったまま、
腕を振って足踏みをしよう!
①
②
③

ここがポイント

普通の足踏みよりひざを少し高く上げます。体の代謝と血流だけでなく、筋力アップにもなります。

20 パタカラ連想ゲーム

言葉が明瞭になり 会話がしやすくなります。

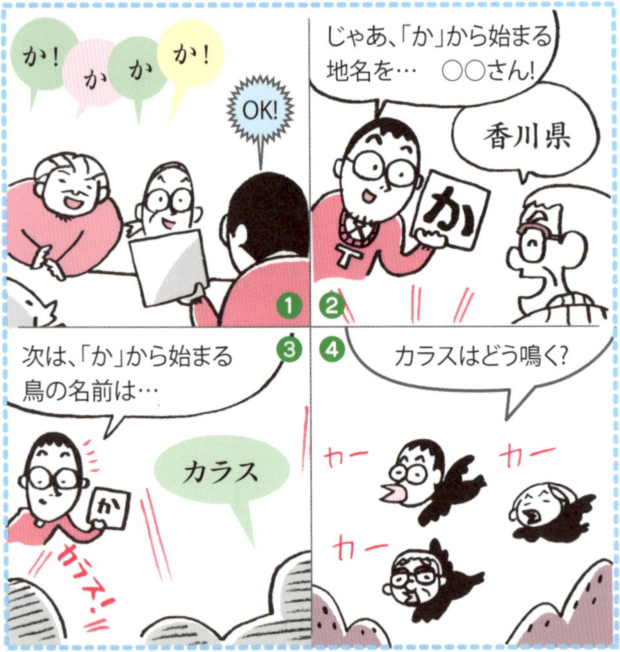
1
か!
か
か
か!
OK!
2
じゃあ、「か」から始まる地名を… ○○さん!
香川県
か
3
次は、「か」から始まる鳥の名前は…
カラス
か
カラス!
4
カラスはどう鳴く?
カー
カー
カー

ここがポイント パタカラの発音は唇や舌の動きをよくし、明瞭な発音ができるようになります。

21 サイコロトーク

のどを強化して、唾液の分泌を活発にします。

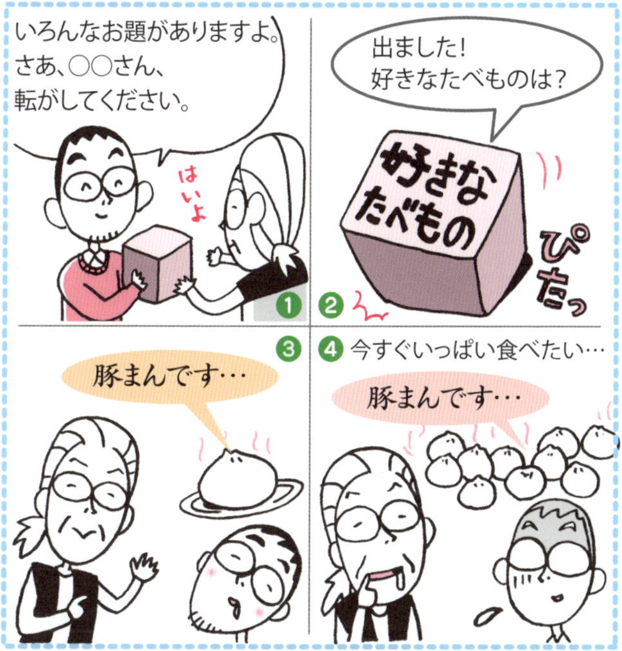
いろんなお題がありますよ。さあ、○○さん、転がしてください。
はいよ
出ました! 好きなたべものは?
好きなたべもの
ぴたっ
豚まんです…
今すぐいっぱい食べたい…
豚まんです…

ここがポイント

声を出して話す機会を与えることで、脳の刺激にもなりQOLがアップします。

22 五感でハッスル

食前に五感を刺激して ひとりひとりの食欲を促します。

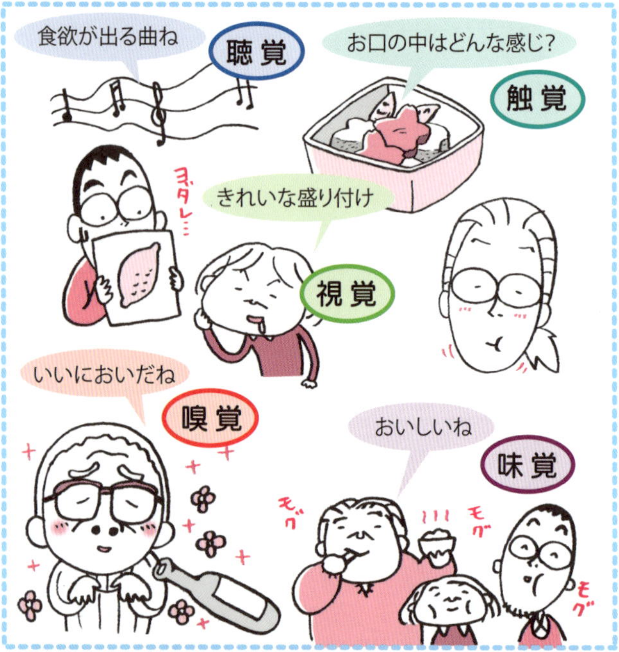
食欲が出る曲ね
聴覚
お口の中はどんな感じ?
触覚
ヨダレ…
きれいな盛り付け
視覚
いいにおいだね
嗅覚
おいしいね
味覚
モグ
モグ
モグ

ここがポイント

五感を刺激すると、それぞれをつかさどる脳の各部位が活性化し、認知症予防にも効果的です。

知っとこ!

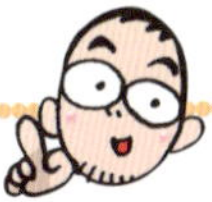

五感を刺激する高齢者の食欲

高齢になるほど、ひとりひとりの老化の速度も異なります。できるだけ、においを楽しみ、見て、味わうことができるような環境づくりをして、食べる喜びと自立した食事につなげます。また、高齢者の食事の基本は食の安全です、事故が起きないように気をつけましょう。

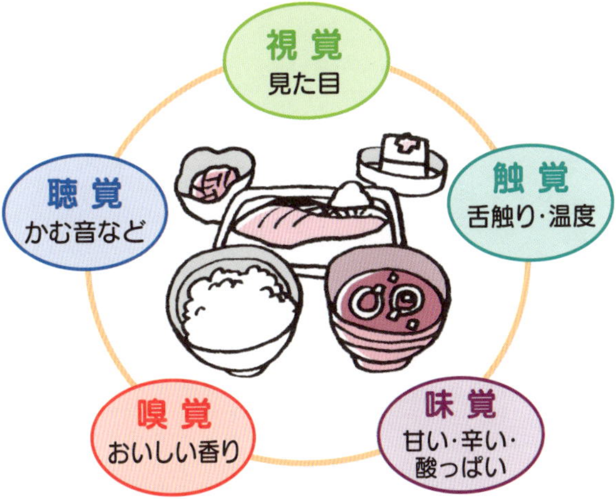

視 覚
見た目
触 覚
舌触り·温度
味 覚
甘い·辛い·酸っぱい
嗅 覚
おいしい香り
聴 覚
かむ音など

※その他口腔以外の体の状態も影響します。

㉓にらめっこ

顔の筋肉を活発に働かせ生き生きとした表情にします。

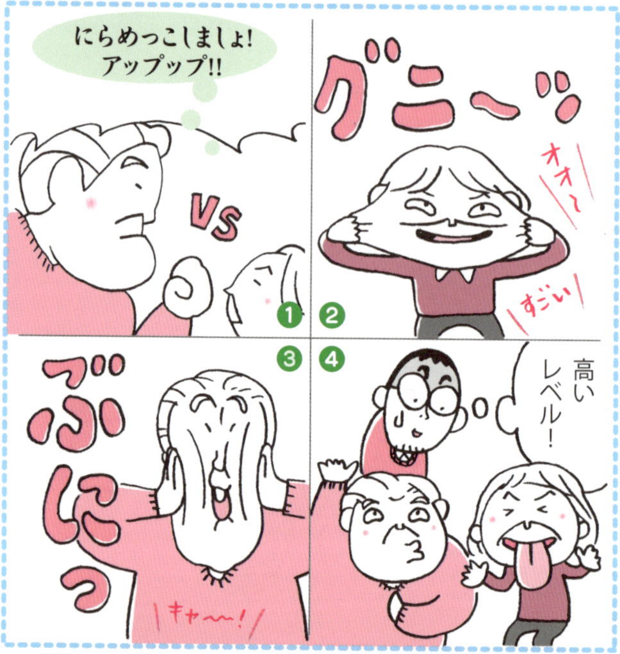

ここがポイント

表情は表情筋のなせる技で、特に口の周りの筋肉が大きな役割を果たします。

㉔顔まねそっくりさん

口輪筋(口周りの筋肉)が強化され口臭や歯周病予防にもなります。

パネル(顔写真あるいはイラスト)を見て、みんなで顔まねしてみよう!

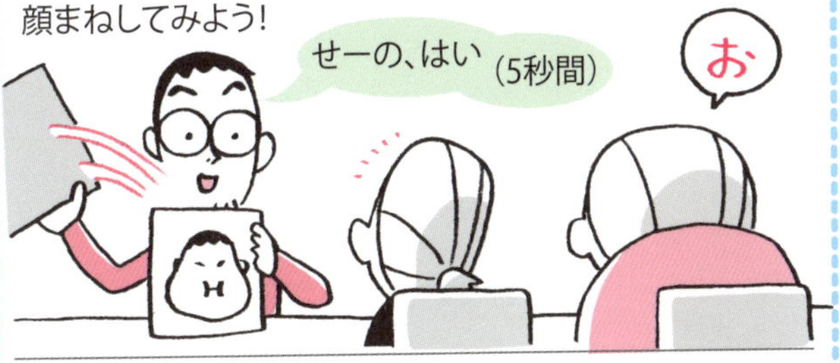

楽しみながら、表情筋を使おう。

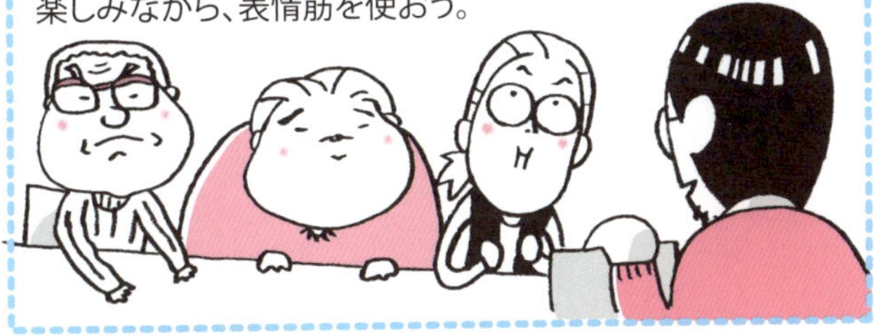

ここがポイント

口輪筋を鍛えると顔全体の表情筋を鍛えることができます。また、唇を閉じる力が強くなり、口呼吸だった人を鼻呼吸に改善することができます。

㉕ストローぶくぶく

軟口蓋の上がる範囲が広がり むせなどが軽減されます。

コップの水をストローで吹いて泡立てる。

❶ 大きな泡：強く吹いて大きな泡を立てる

❷ 小さな泡：弱く吹きながらしばらくの時間小さな泡を立て続ける

❸ ①と②を連続して行ない、スピードと巧さを身につける。

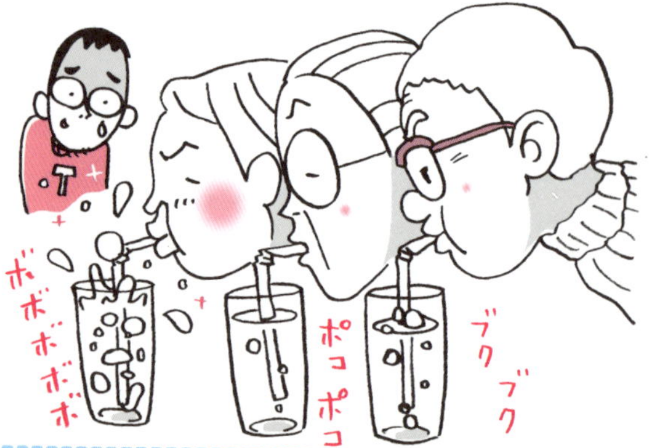

ここがポイント

歯でかんでしまうと機能訓練にならないので、歯を使わずにくわえてもらいます。

26 吹き矢を吹きや～

腹式呼吸で 心肺機能の向上になります。

吹き矢を作ろう！

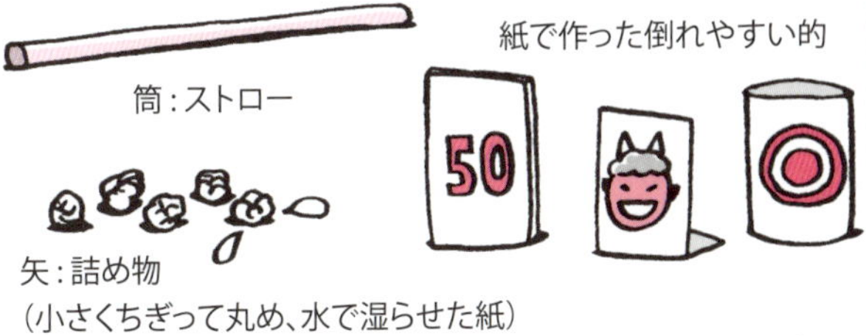
紙で作った倒れやすい的
筒：ストロー
50
矢：詰め物
（小さくちぎって丸め、水で湿らせた紙）

ストローを吸って詰め物を飲み込まないように注意！

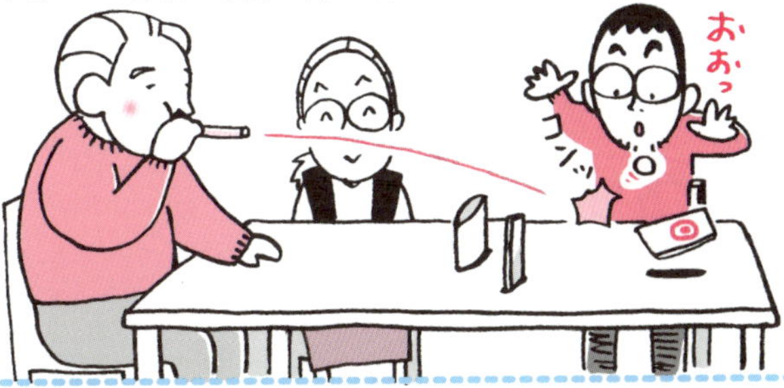
おおっ
コンッ

ここがポイント

フ～ッとしぜんな呼吸ができれば参加できます。内臓の諸器官によい影響を与えます。

27 風車折り紙

口輪筋《こうりんきん》(唇の周りの筋肉)が鍛えられ、呼吸調整の訓練にもなります。

**折り紙で風車を作り、
曲がるストローの先を切って開けば、でき上がり!**

◆用意するもの　折り紙・曲がるストロー・ハサミ

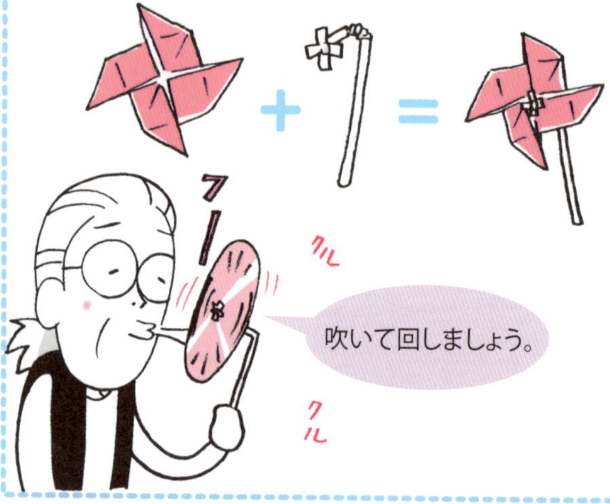

ここがポイント

吸う・吐く・止めるという呼吸調整のトレーニングになります。個人差があるのでゆっくり指導します。

知っとこ!

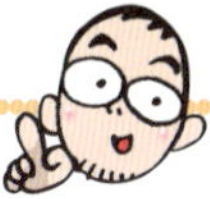

折り紙を折ってみよう!

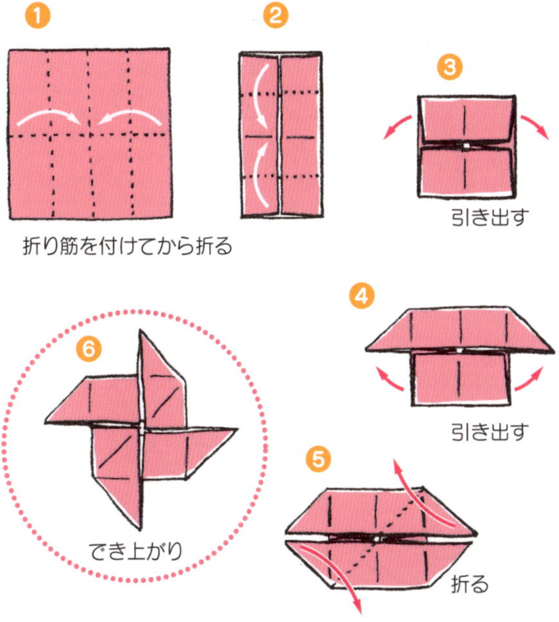

折り紙は指先のトレーニングになり、「ボケ防止」「リハビリ」としての効果があります

28 鳴き声どんなかな?

のどを刺激することで発声障害の改善と予防になります。

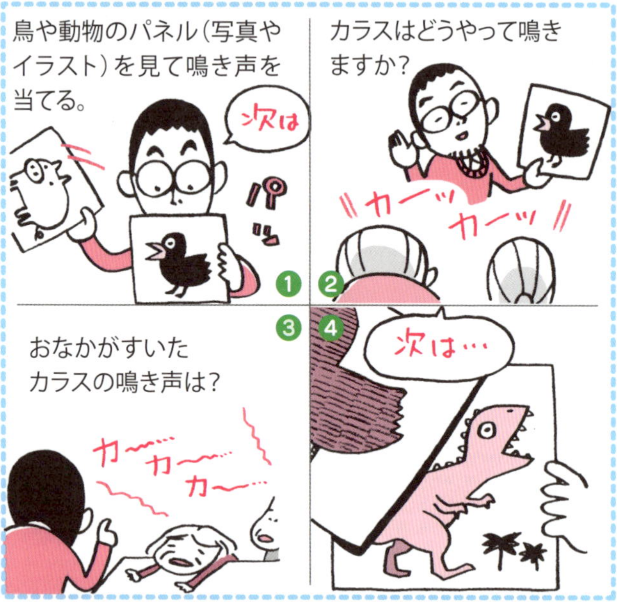
1
鳥や動物のパネル（写真やイラスト）を見て鳴き声を当てる。
次は
パッ
2
カラスはどうやって鳴きますか？
カーッ
カーッ
3
おなかがすいたカラスの鳴き声は？
カ〜…
カ〜…
カ〜…
4
次は…

ここがポイント

発声障害や嚥下障害はQOLに大きな影響を及ぼします。声を出す機会を増やすことで改善が見込めます。

29 歌って元気印

呼吸筋がよく働いて、口腔機能の訓練になります。

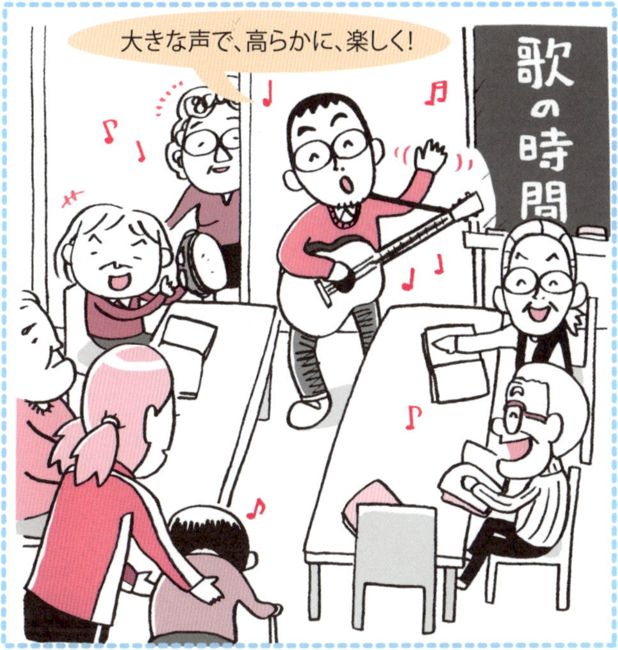
大きな声で、高らかに、楽しく!
歌の時間

ここがポイント

歌う曲はだれもが知っている童謡や唱歌、歌謡曲などがよいでしょう。

30 笑って生き生き

免疫力の強化や血行促進、脳の活性化につながります。

今から30秒間大きな声を出して笑ってみましょう!
免疫力アップ
1
よーい、スタート!
ワッハッハ
2
15秒経過
3
疲れてきた…
笑う門には福来る!
ケラケラ
コロコロ
4 30秒…終了!けっこう大変だったでしょう。
どっ

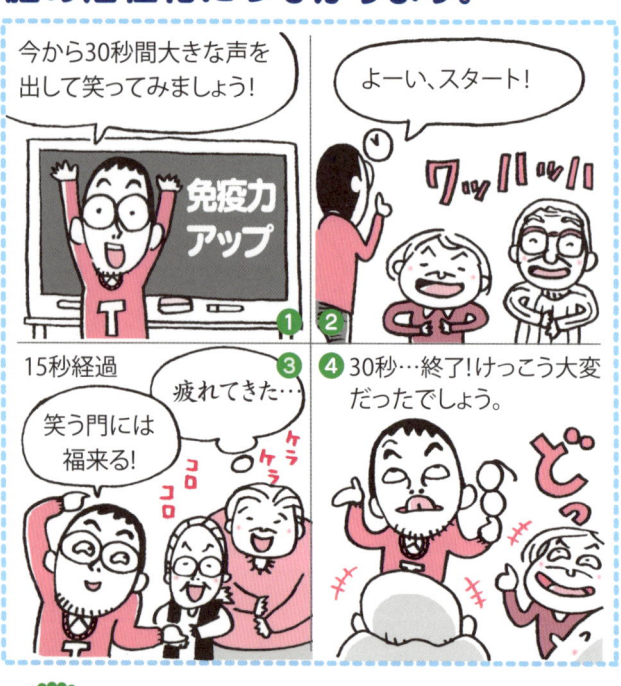

ここがポイント 「笑い」を意識的に介助に取り入れましょう。

知っとこ!

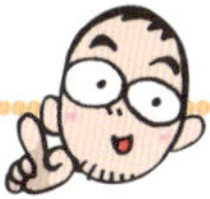

笑いの効用

さぁ、みなさん、
無償の笑顔を振りまいてください!

- 免疫力(自然治癒力)の代表選手NK細胞(ナチュラルキラー細胞)を増やす作用がある。
- 自律神経(交感神経と副交感神経)のバランスの働きをよくする。
- 大笑いすると、腹筋や横隔膜が鍛えられる。
- リラックスして血圧が落ち着く。
- 心臓病へのリスクが軽減される。
- ストレスを解消することができる。
- 人間関係を円滑にする。
- 仕事の効率を上げることができる。
- 心地良い疲れで安眠を誘う。

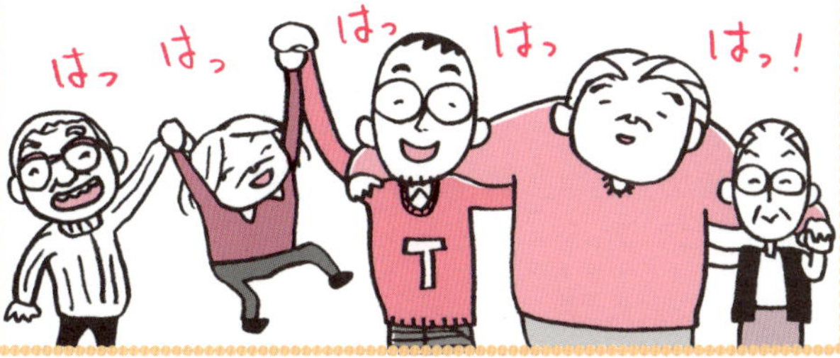

コラム さっぱり、すっきり！口腔ケアのうがい

うがいは歯みがきの補助だけではなく、口腔周りの筋肉のリハビリにもなります。

うがいには、ブクブクうがい（ブクブクとほほを動かす）とガラガラうがい（ガラガラと喉を動かす）があります。ブクブクうがいは口の汚れを取り除いて保湿にもなります。ガラガラうがいはのどに付いた汚れを取ります。

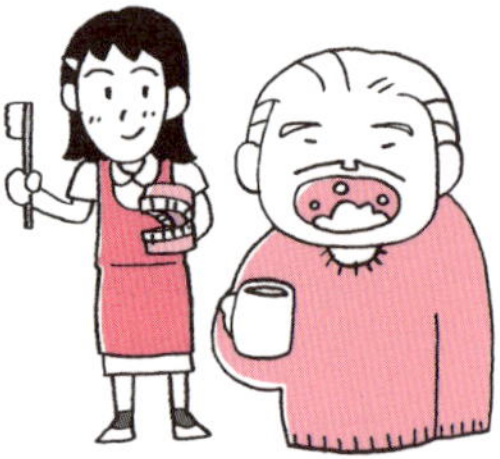

※嚥下障害のある人はうがいを控えましょう。

ブクブクうがいを安全に行なうために

◎口を動かすことができる、唇を閉じることができる、水を吐き出すことができる、鼻で呼吸がしっかりできる人などに行ないます。

◎水を少なめに含み、全体に行き渡るように、左右、前後とほおを動かしてうがいをしてもらいます。

◎口に含む水の量が多すぎても少なすぎてもじょうずにできません。うまくいかない場合は水の量を調整してみましょう。

◎入れ歯の場合は入れ歯を外し、コップや吸い飲みストローなどを使って口に含み、口を閉じてブクブクしてもらいます。

◎乾燥がひどい場合は水の代わりに、マウスウォッシュを使うと保湿がより効果的に行なえます。

Ⅱ

食前・食事中・食後のチェックポイント

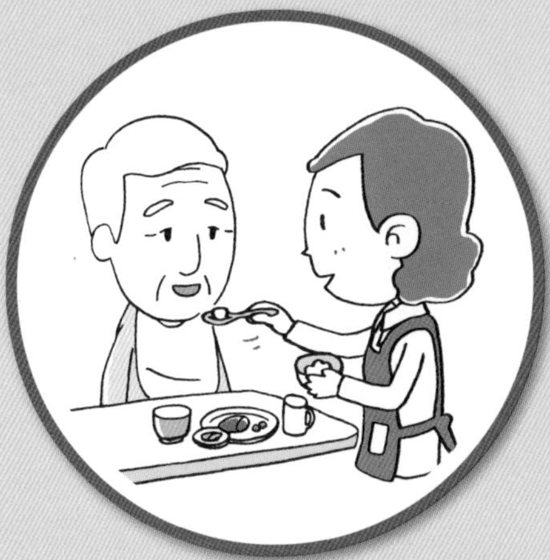

安全においしく食べるために!
口腔と体の準備を整えましょう

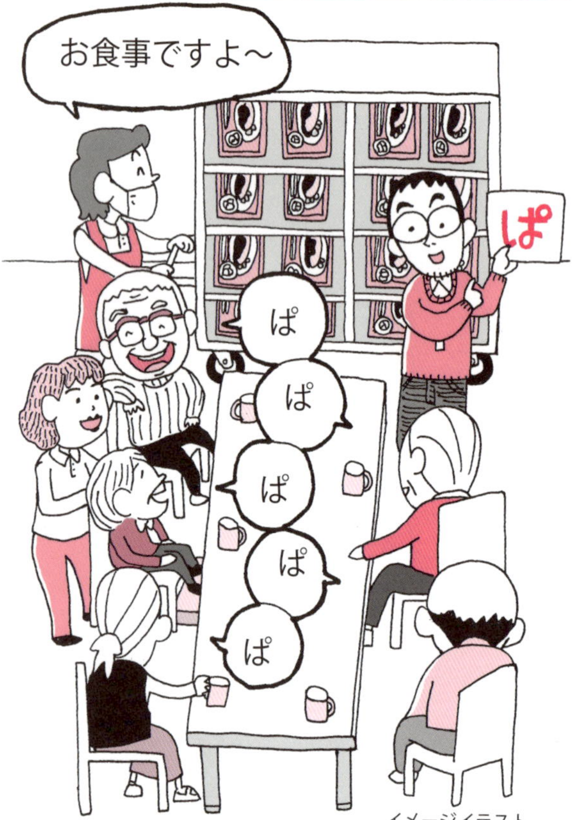

イメージイラスト

食事前の準備体操の基本 ▶P11

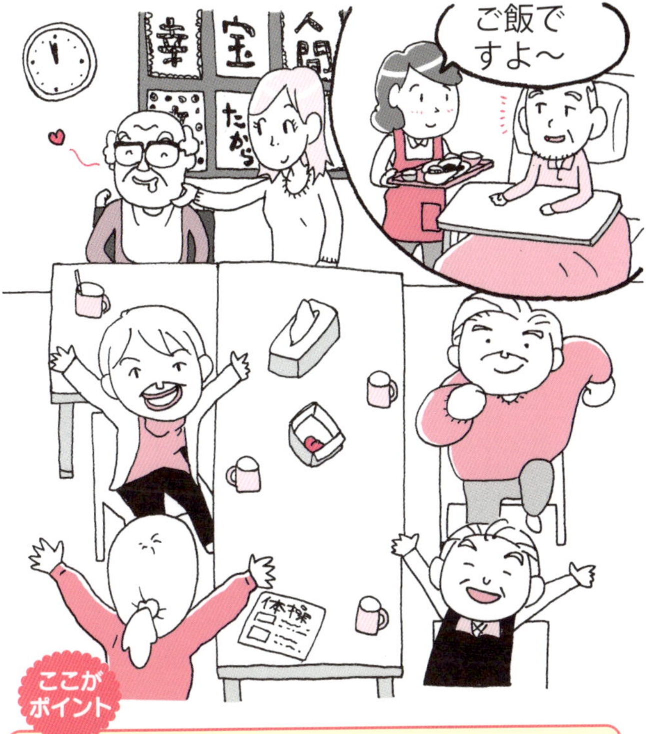

ここがポイント

- 安全に食事をしてもらうための体操は、楽しいレクリエーションになるように工夫しましょう。
- 呼吸器官の働きを高め、口周辺の筋肉を鍛えるなどして食べる機能の向上を目ざします。

声かけ・ボディタッチと観察

いきなりだと驚かれることがあるため「うがいをしましょう」「口の中をきれいにしましょうね」などと、ボディタッチをしながら声をかけましょう。

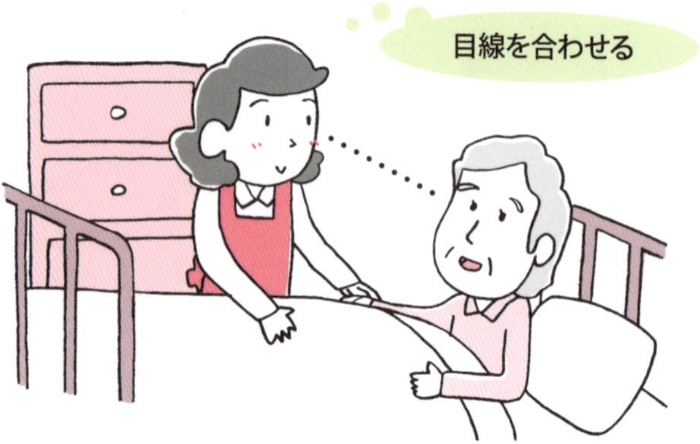

ここがポイント

- 「アイコンタクト」で注意を喚起します。
- 声かけ・ボディタッチ・頸部マッサージ・蒸しタオルなどで覚醒させます。
- 認知症の人は呼びかけに反応しない場合がありますが、視界に入って目を合わせることで注意を向けることができます。
- 覚醒が十分でない場合に、食べ物の口腔内残留・舌の送り込み低下・誤嚥などが発生します。

口腔ケア介助の基本 ▶P87

口腔内の刺激とチェック

口腔内を刺激することによって覚醒を促し、口腔内の自浄を促します。具体的には、口腔内清拭(水で湿らせた綿棒の使用)やアイスマッサージを行ないます。

アイスマッサージ

あらかじめ氷水に浸して凍らせた綿棒で口蓋弓(こうがいきゅう)や舌根部(ぜっこんぶ)を押したり軽くなでたりする。嘔吐に注意が必要!

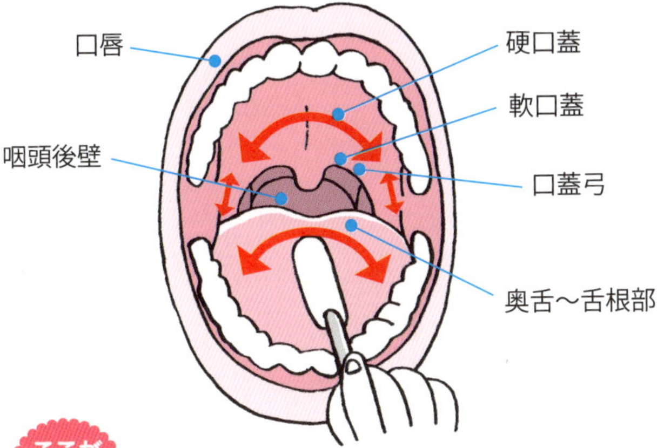
口唇
硬口蓋
軟口蓋
咽頭後壁
口蓋弓
奥舌〜舌根部

ここがポイント

冷刺激で嚥下反射(ゴクン)を起こす方法です。ていねいにゆっくり行ないましょう。

清拭(汚れの取り方)▶P88

準備体操をしましょう

安全においしく食事をするために。

腹式呼吸から始まり、首、肩、わき、腕、手指の運動、足踏み、目の体操など、口腔とともに心身の目覚めを誘い、食事環境を整える。

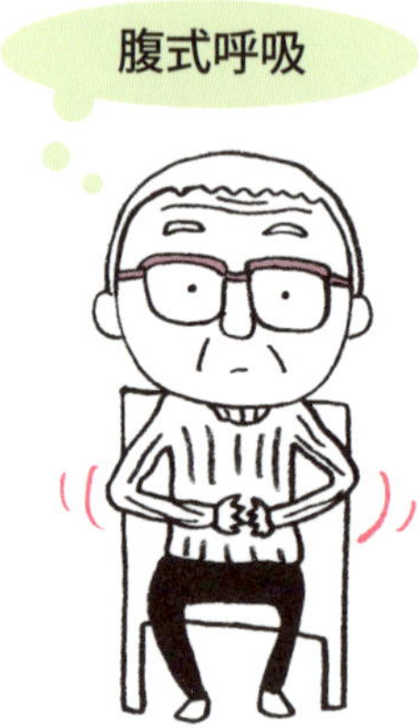

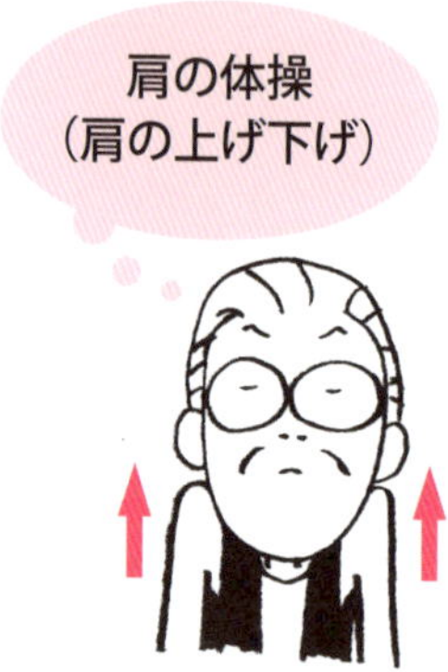

ここがポイント

自立度の高い人には食前体操をするようにします。食べるための筋肉のトレーニングになります。

おなか引っ込め腹式呼吸 ▶P12 、肩ストーン体操 ▶P14

機能アップトレーニング

食べる機能の向上のために。

それぞれの動作を行なうことで、唾液分泌や血行を促すなど食べる機能の向上が期待できます。誤嚥を防ぐことにもつながります。

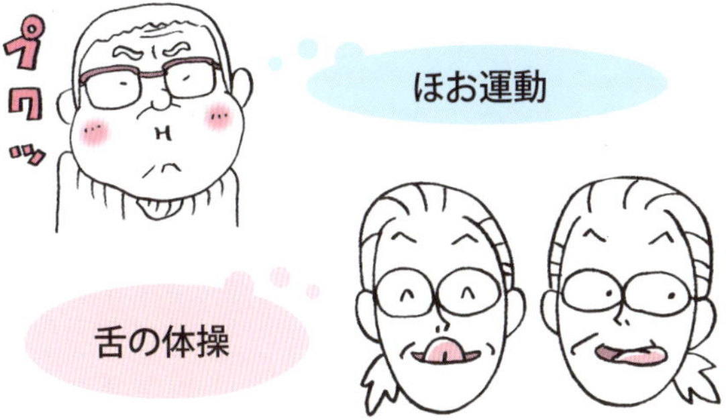

ここがポイント

自立度の低い人には、舌を下に圧迫して横に押して舌筋を刺激するなどスポンジブラシで介助します。口腔ケアも同時に行ない、口腔内を清潔にしておきます。

ほっぺストレッチ▶P18、ベロベロ脳トレ▶P24

食欲不振や誤嚥に注意!

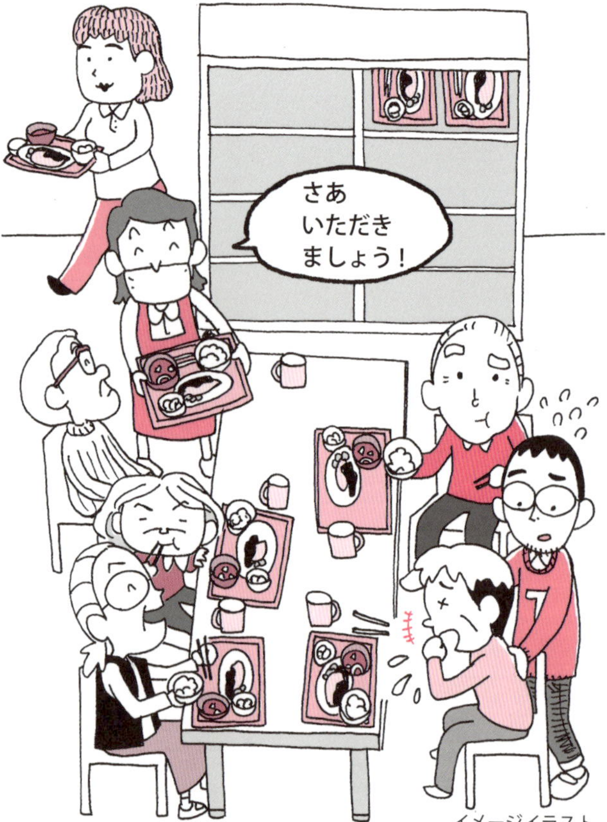

イメージイラスト

口腔ケアトラブルQ&A ▶P102、P103

観察と見守りをきちんとしましょう

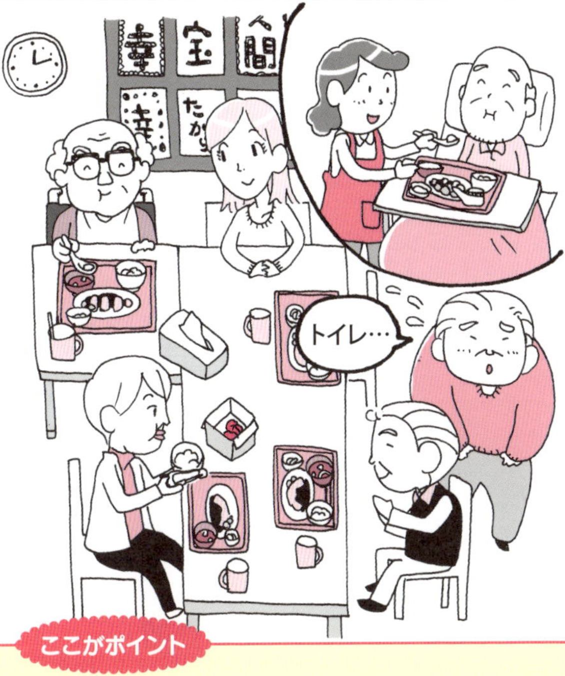

ここがポイント

- 食事中にほおの内側を誤ってかんだり、早食いやむせたりすることはないか、食べるという行為をしっかり観察します。
- 目線を同じ高さにして介助し、のどがごっくんと動くのを確認して次のひと口を入れるようにします。

食事とQOLの維持向上▶P106

自立の人のサポート

「むせる」「飲みにくい」「咳」「嘔吐」などの誤嚥サインを見逃さないように見守りましょう。

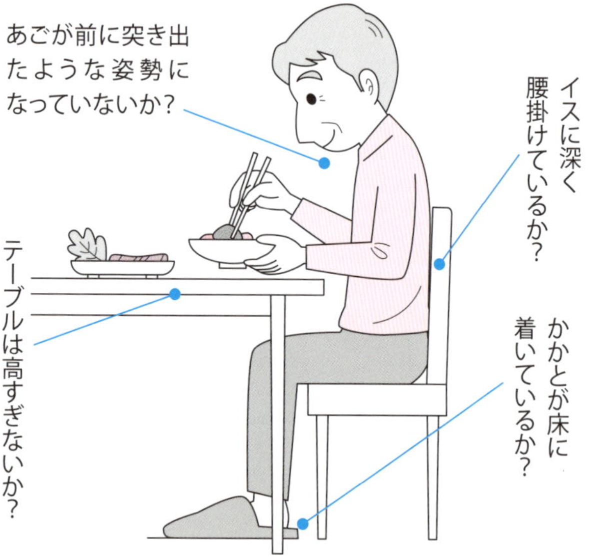
あごが前に突き出たような姿勢になっていないか?
イスに深く腰掛けているか?
テーブルは高すぎないか?
かかとが床に着いているか?

ここがポイント

高齢者になるほど食べる能力に差があります。飲み込みのときに誤嚥を引き起こさないか、口中のため込みやのどの通りは大丈夫かなどをチェックします。

高齢者の食事と栄養▶P107

自助具いろいろ

できない動作を補うように工夫されたさまざまな自助具があります。

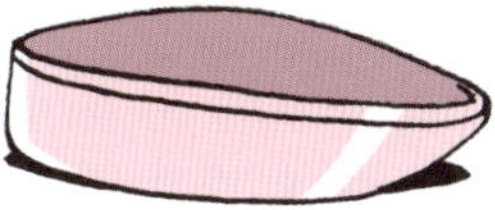

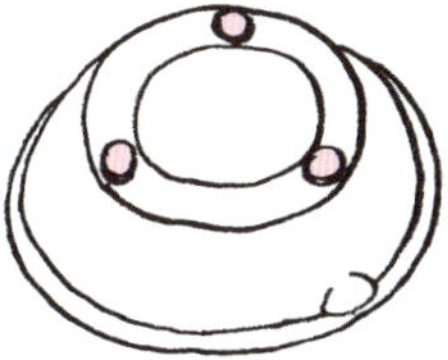

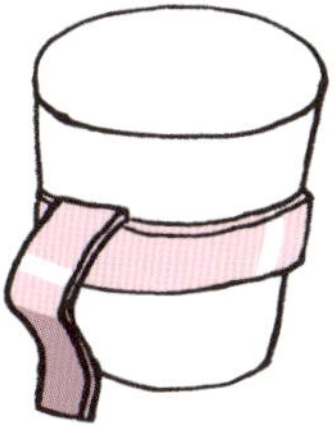

器：底に滑り止めが付いているものや、すくいやすい形状のものがある。

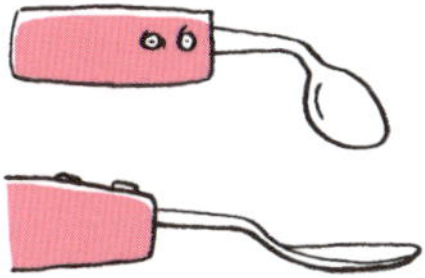

スプーン：握りやすく口に入れやすいものや先が割れて使いやすいものもある。

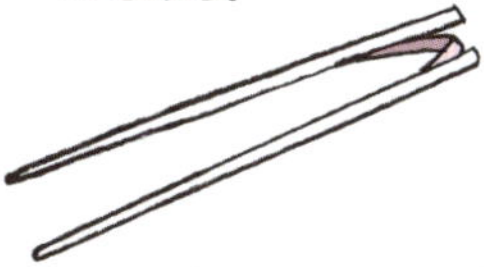

はし：ピンセットのような使い方で物をつかむことができる。

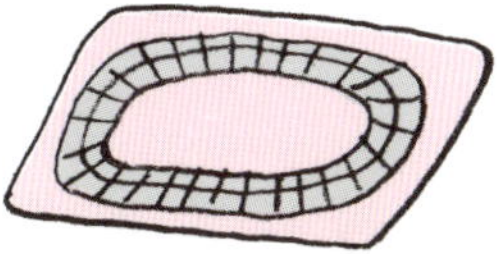

滑り止めマット：食器などをテーブル上で動かないように固定する。

食事の環境づくり▶P110

食事介助（テーブルの場合）

症状や病態に合わせたペースで介助します。

飲み込んだことを確認してから次のひと口を。

少量ずつ、ゆっくりと、その方のペースに合わせる。使いやすい用具を使う。

座位姿勢を整える。

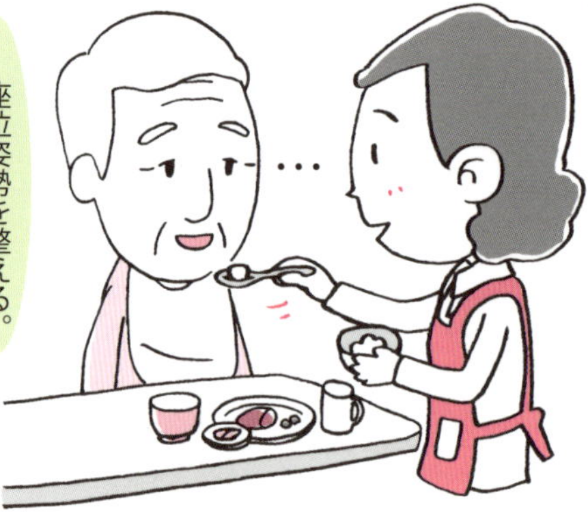

ここがポイント

- 目線が高いとあごが上がってしまいます。
- 目線を合わせるよう心がけましょう。
- 症状、病態に合わせたペースで介助します。
- 麻痺がある場合は健側から介助します。

疾患がある場合の注意点▶P119

食事介助（ベッドの場合）

誤嚥を起こしやすいので注意して介助します。

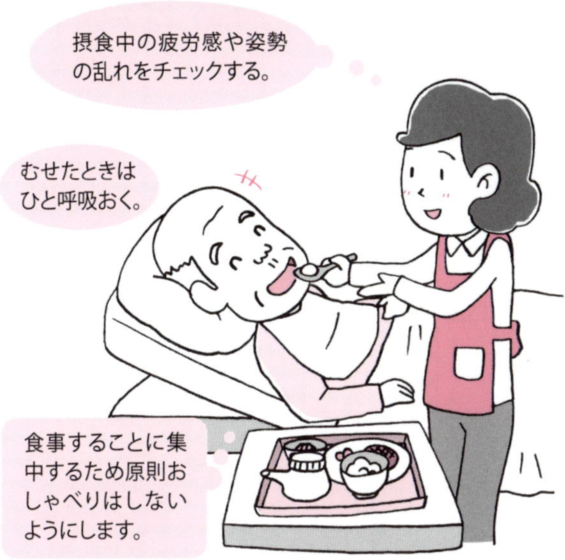
摂食中の疲労感や姿勢の乱れをチェックする。
むせたときはひと呼吸おく。
食事することに集中するため原則おしゃべりはしないようにします。

ここがポイント

食事が進まないときは、ようすを見ながら配分したり、食物→水分→食物というふうに交互に食べてもらったりします。

障害や病気予防のために!

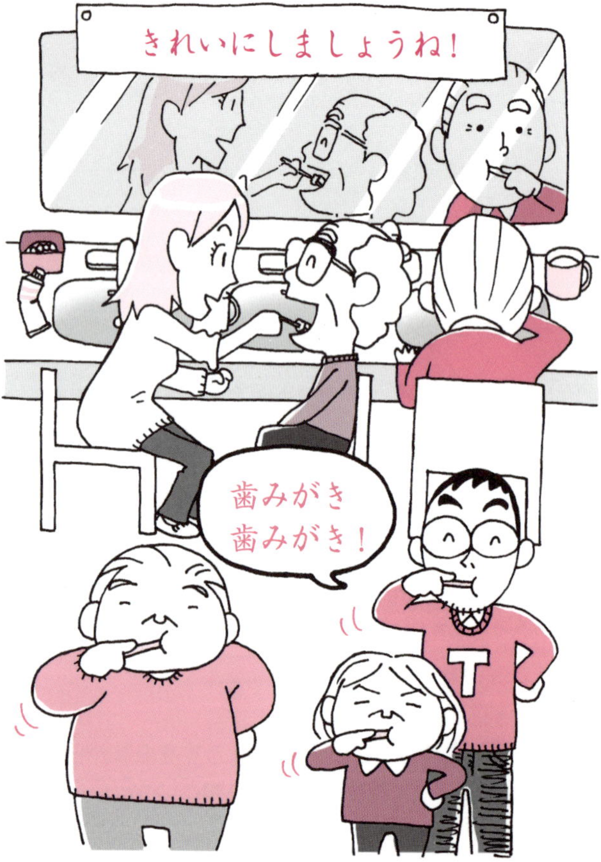

イメージイラスト

口腔機能の維持・改善・回復を図りましょう

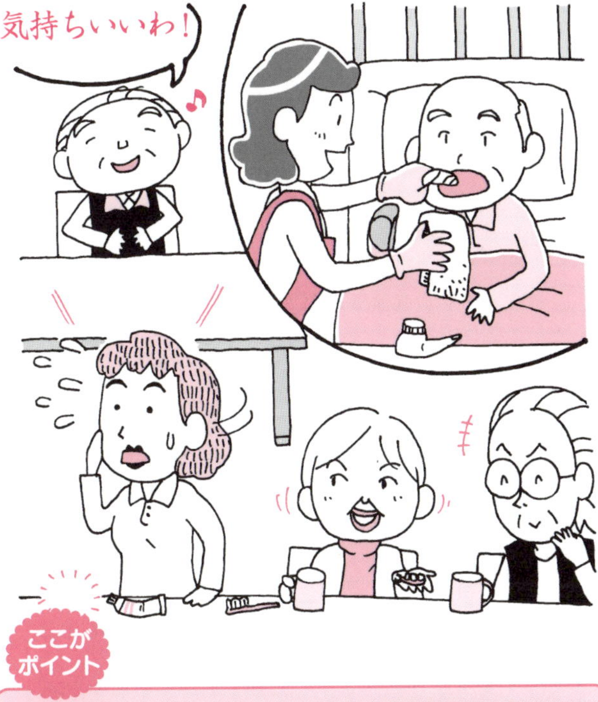

ここがポイント

- 口の中に食べかすが残っていないか観察します。ほおの内側や上あごに多く残っていることがあります。
- 食事直後のブラッシングで汚れは簡単に落ちます。ケアを十分にすることで虫歯や歯周病の予防にもなります。

口腔内チェックと手順

歯ブラシなどで口の中をきれいにして細菌の数を減らしましょう。

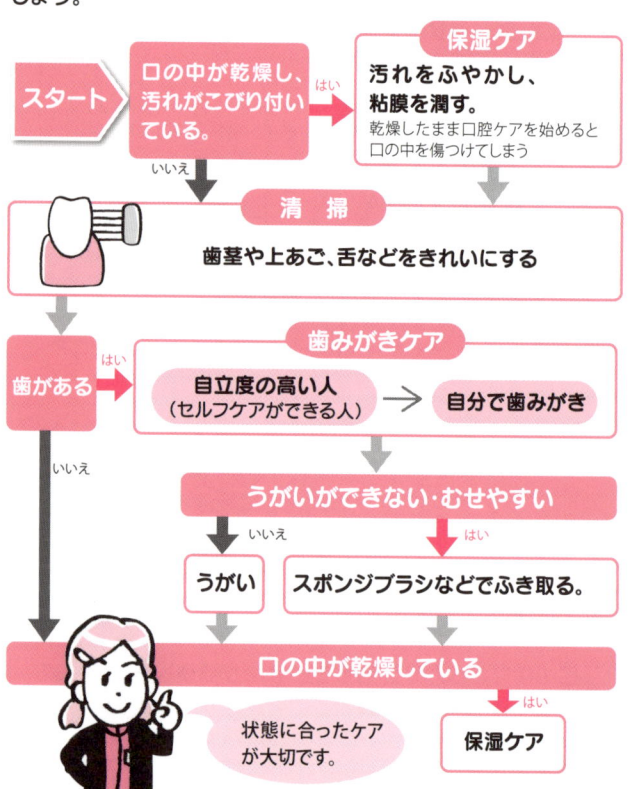

スタート → 口の中が乾燥し、汚れがこびり付いている。

- はい → **保湿ケア**
  汚れをふやかし、粘膜を潤す。
  乾燥したまま口腔ケアを始めると口の中を傷つけてしまう
  → 清掃へ
- いいえ → 清掃へ

清　掃

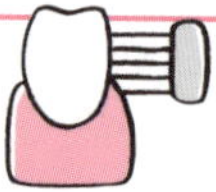

歯茎や上あご、舌などをきれいにする

↓

歯がある

- はい → **歯みがきケア**
  自立度の高い人（セルフケアができる人） → 自分で歯みがき
  ↓
  うがいができない・むせやすい
  - いいえ → うがい → 口の中が乾燥しているへ
  - はい → スポンジブラシなどでふき取る。 → 口の中が乾燥しているへ
- いいえ → 口の中が乾燥しているへ

口の中が乾燥している

- はい → 保湿ケア

高齢者の口腔の特徴▶P74

口腔清拭のポイント

口腔清拭は、口の中の汚れや歯に付着した汚れを除くことで、次のような場合に行ないます。

- ベッドにいて体を起こすことができない。
- 水を口に含むことができない。
- 口腔内に傷がある。

1）スポンジ・ブラシや指にガーゼを巻き、緑茶や白湯《さゆ》で湿らせる。
2）歯、歯肉、ほおの内側、舌の下の隅々まで口腔内を潤してふき取る。

口腔清拭の手順
（❶〜❿）

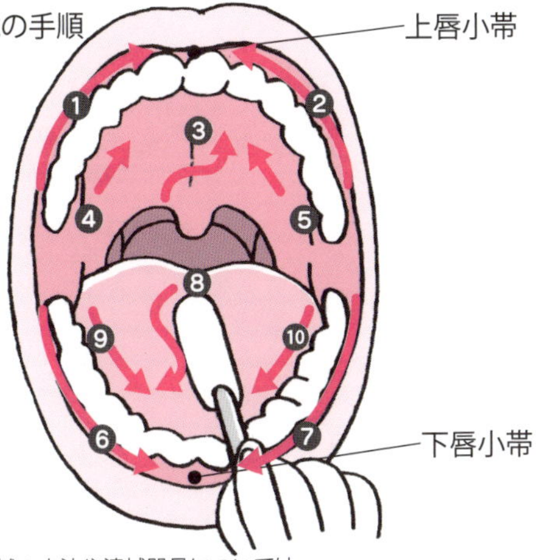

※効果的な清拭の方法や清拭器具については、
歯科医師・歯科衛生士に相談します。

清拭▶P88、スポンジブラシの口腔ケア▶P89

入れ歯の手入れ

入れ歯の材料のレジン（アクリル樹脂）は、表面に水分を吸着する性質があり、食べかすや細菌が付いて不潔な状態になりやすいため清潔に保つようにしましょう。

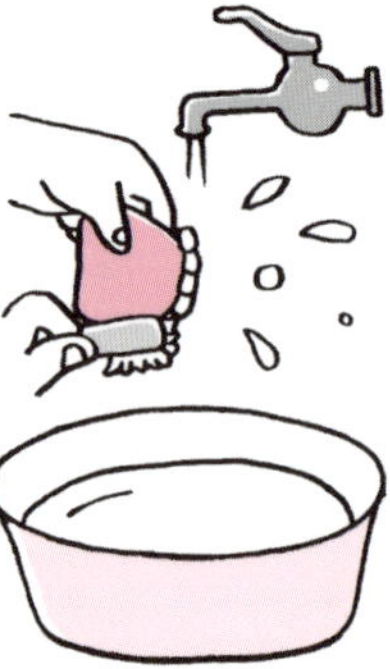

水と歯ブラシで汚れをこすり取る。

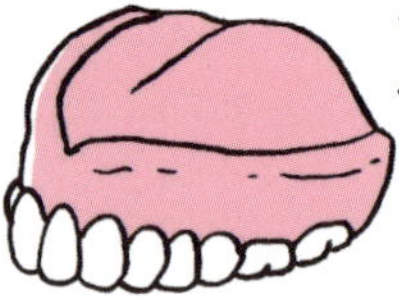

歯茎に当たる裏側もきれいに。

部分入れ歯では、バネの金属部分の裏側もていねいにみがく。

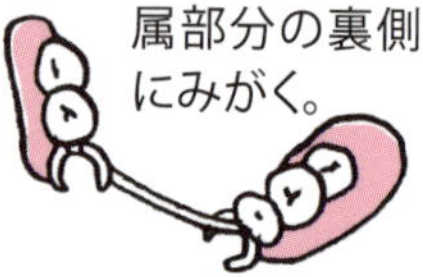

※研磨剤の入った磨き剤を使用しない。

※歯ブラシは使用後、よく洗い乾燥して保管しましょう。

手入れをしないと…

- 残っている歯まで虫歯になったり、歯周病が悪化したりする。
- 誤嚥性肺炎など全身の病気を引き起こしやすくなる。
- いやなにおいの原因になる。

口臭のケア▶P91

口腔ケアグッズいろいろ

状態や症状に合った用具を使ったケアで、口の病気や誤嚥性肺炎などを予防し、全身の健康を保持・増進させましょう。

●状態や症状に合った用具を使ったケアで、口の病気や誤嚥性肺炎などを予防し、全身の健康を保持・増進させましょう。

歯ブラシ

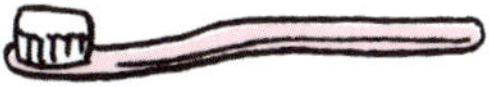

出血のある人には柔らかい毛のものにする。

舌ブラシ

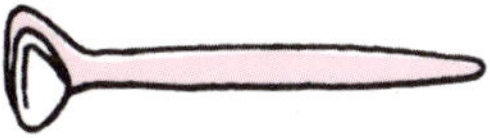

柔らかい細い毛が植毛されている。

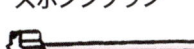

スポンジブラシ

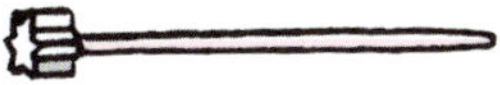

水・洗口液を含ませて口腔内の汚れをふき取る（使い捨て）。

綿棒

洗口液を含む。普通の綿棒のガーゼの部分が大きく、柄が長い（使い捨て）。

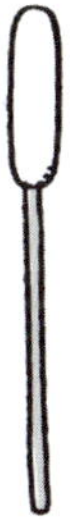

ウエットティッシュ

洗口液を含む。

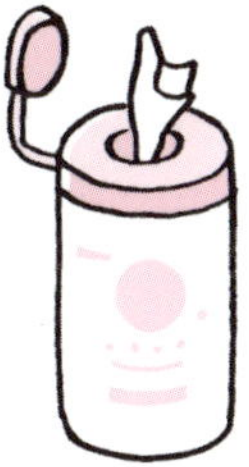

ガーグルベースン

うがい水受け。

（P125参照）

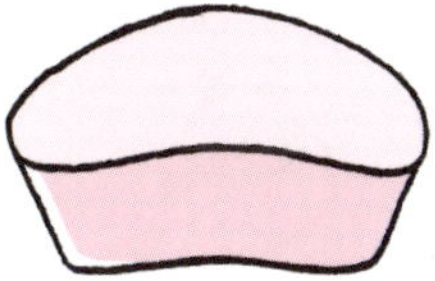

コラム セルフケア ブラッシング

●歯の裏側

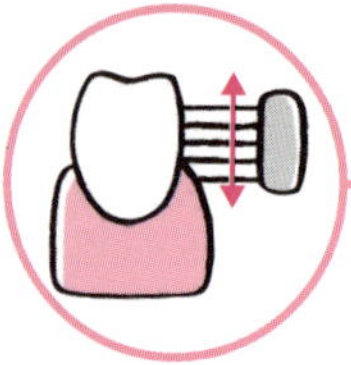

毛先を歯面に直角に当てて1～2本だけをみがくように動かす。

●前歯の裏側

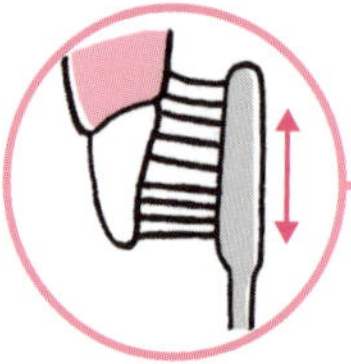

歯ブラシを縦にして歯面に当て、上下に小刻みに動かす。

●歯間・歯根

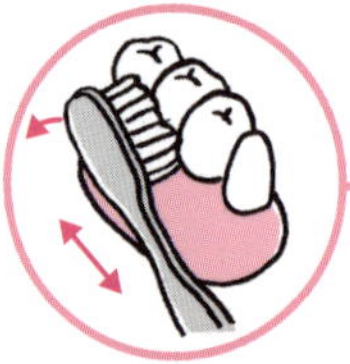

毛先を斜めに当て、1～2mm前後に小刻みに動かす。

●奥歯の裏表

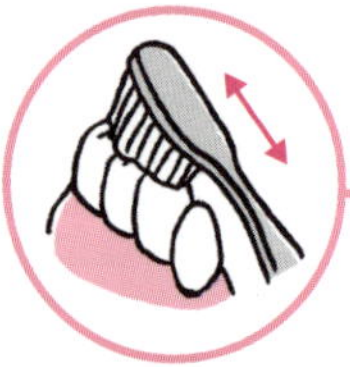

毛先の先のほうを使って奥歯の左右どちら側からもみがく。

清拭▶P88

Ⅲ

すぐに役だつ 口腔ケアの基本

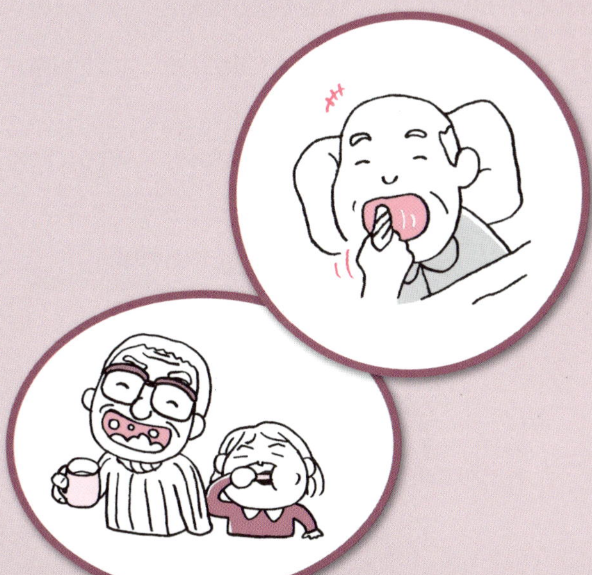

高齢者の口腔の特徴

高齢になると口腔機能が徐々に低下します。口腔の変化に注意しましょう。

- 歯肉が退縮して露出した歯の根に虫歯ができやすくなる。
- 歯と歯周組織が変化する。
- 舌や口腔粘膜の状態が変化する。
- 歯肉炎や歯肉が退縮したところに歯垢や歯石が付着して炎症が起こりやすくなる。
- 口の中が細菌の培養器になる。
- 唾液の分泌量が減って舌や粘膜が変化し、口臭の原因や味覚障害などを引き起こす。
- 歯や入れ歯の面に付着した食べ物が栄養になって細菌が増える。
- 入れ歯が合わなくなる。　など

※そのままに放置していると、食べ物がかみにくくなり、口の中を傷つけたりする。

高齢者に見られる状態

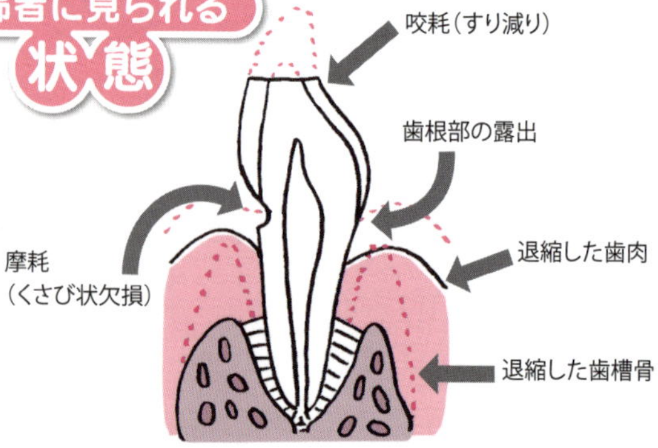
咬耗（すり減り）
歯根部の露出
摩耗
（くさび状欠損）
退縮した歯肉
退縮した歯槽骨

歯の病気と口腔ケア ▶P98

口腔内をのぞいてみましょう

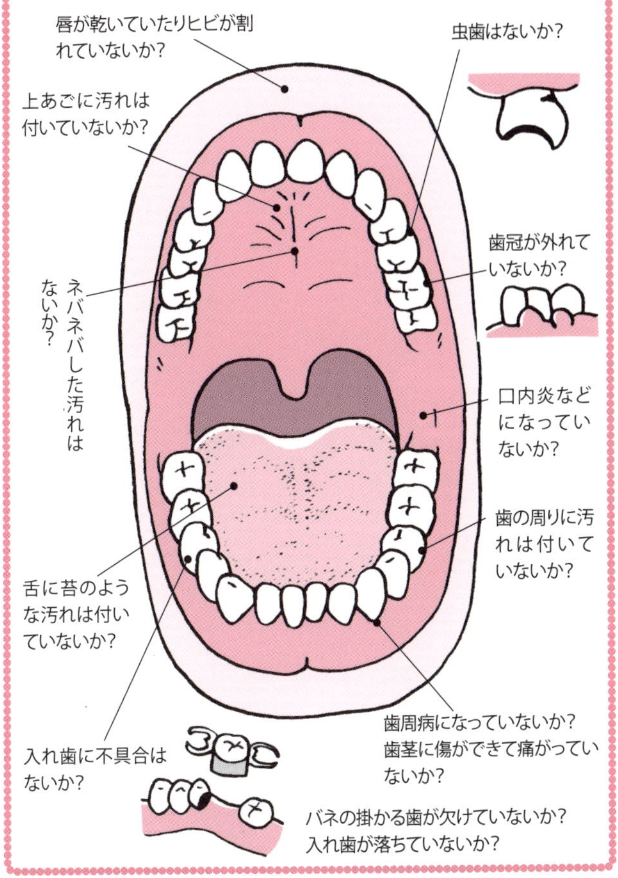
唇が乾いていたりヒビが割れていないか?
上あごに汚れは付いていないか?
ネバネバした汚れはないか?
舌に苔のような汚れは付いていないか?
入れ歯に不具合はないか?
虫歯はないか?
歯冠が外れていないか?
口内炎などになっていないか?
歯の周りに汚れは付いていないか?
歯周病になっていないか?
歯茎に傷ができて痛がっていないか?
バネの掛かる歯が欠けていないか?
入れ歯が落ちていないか?

歯の病気と口腔ケア▶P98

口腔ケアの役割

食べるだけではなく口腔には多くの重要な役割があります。

口腔ケアに毎日取り組むとだんだんと元気を取り戻す例は少なくありません。

そしゃく	食べ物をかみ砕き、食べやすくする
摂食	食事をとる
嚥下	飲み込む
表情の形成	口もとだけでも顔の印象が変わる
異物の認識と排除	口の中は感覚が鋭く、小さな異物でも認識する
平衡感覚の維持	正しいかみ合わせが平衡感覚を保ちます
味覚	おいしさを感じる
構音・発音	言葉を発する、口笛を吹く
喜怒哀楽の感情表現	口もとが緩む・口を膨らませる
消化への関与	アミラーゼ（唾液に含まれる）
免疫物質の分泌	唾液に含まれる免疫物質が異物作用を抑える
脳への刺激	かむ動作などが脳への刺激になる
呼吸への関与	呼吸の重要な器官
ストレスの発散	ストレスの作用を少なくする

ここがポイント

口のトラブルのサインは、体に表れることもあります。少しでも異常を感じたら医師や歯科医師や歯科衛生士に相談しましょう。

口腔ケアの効果

口腔ケアによってさまざまな病気を予防することができます。

❶感染予防	口腔疾患の予防(虫歯、歯周病など)・呼吸器感染症の予防(誤嚥性肺炎など)
❷口腔機能の維持・回復	摂食・嚥下機能の改善・味覚の増進・構音機能の改善(言語の明瞭化)・唾液分泌の促進(口腔乾燥の予防)・口腔内の爽快感・口臭の改善
❸健康の維持・回復	消化吸収の改善・食欲増進による体力の維持回復・ADLの向上・コミュニケーションの改善

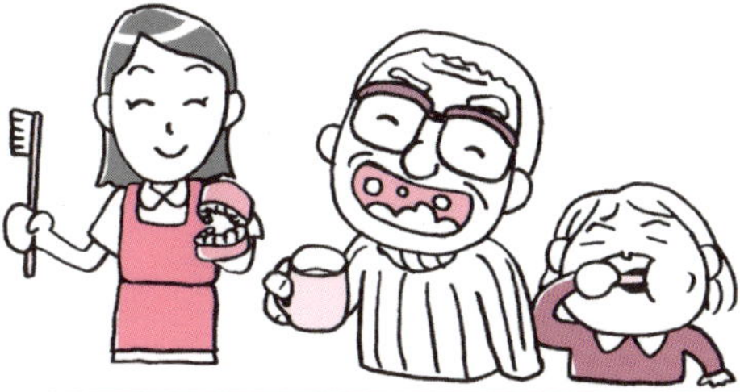

ここがポイント

デリケートな場所であることを認識して口腔ケアを実践すると、心の交流が深まってよりケアがしやすくなります。

脳の感覚野と運動野

よくかんであごや舌を動かすことが大脳を刺激して、神経細胞の萎縮を防ぎます。健全な口腔環境を保ち、そしゃく機能を維持することが認知症の予防にも重要です。

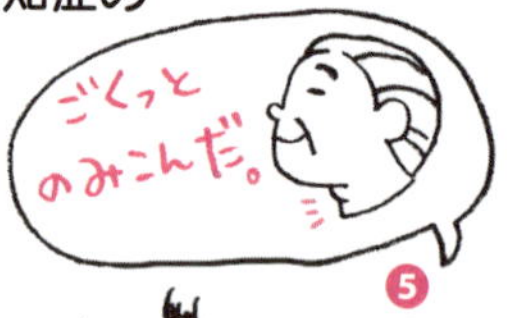
ごくっと
のみこんだ。
❺

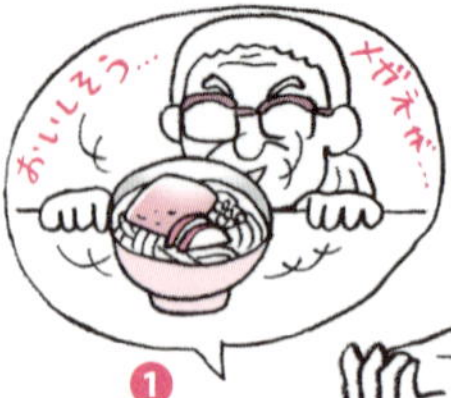
おいしそう…
メガネが…
❶

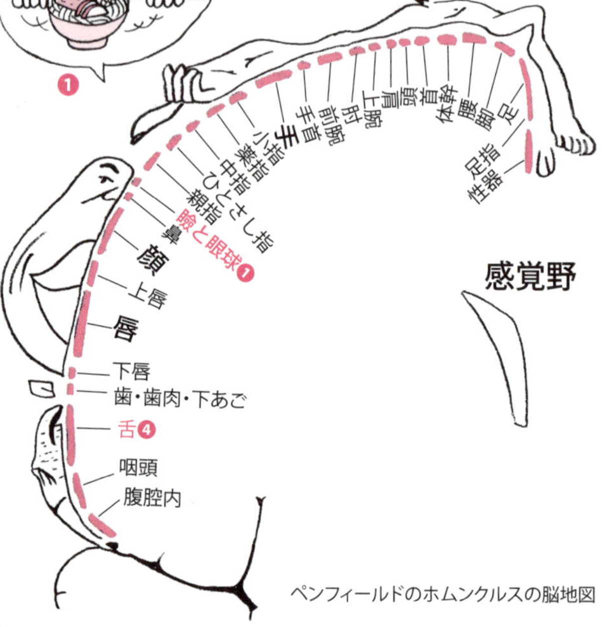
鼻
瞼と眼球❶
親指
ひとさし指
中指
薬指
小指
手
手首
前腕
肘
上腕
肩
頭
首
体幹
腰
脚
足
足指
性器
顔
上唇
唇
下唇
歯・歯肉・下あご
舌❹
咽頭
腹腔内
感覚野

ペンフィールドのホムンクルスの脳地図

《ペンフィールドのホムンクルスの脳地図》

脳外科医のペンフィールドが発表したホムンクルス（ヒト形の小人のこと）。体の部位とそれを支配する脳の場所との対応関係を示している。

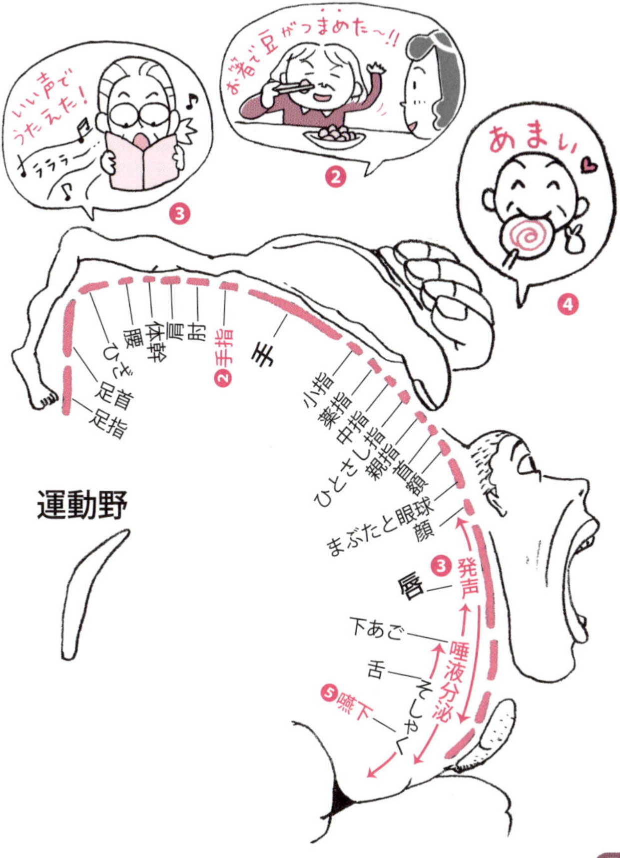

摂食・嚥下のしくみ

嚥下とは「飲み込み」のことで、舌や口の周り、首などの筋肉を使って、飲食物をのどのほうに送り込み、のどを通過した後、さらに食道へ送り込む一連の動作のことです。

食べるための口腔内の流れ

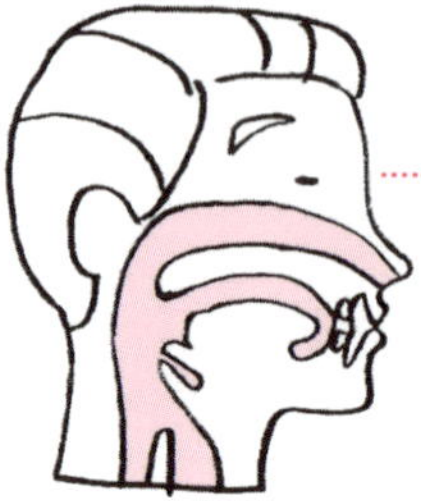

認知期

飲食物の形や量、質などを認識して唾液の分泌を促す。

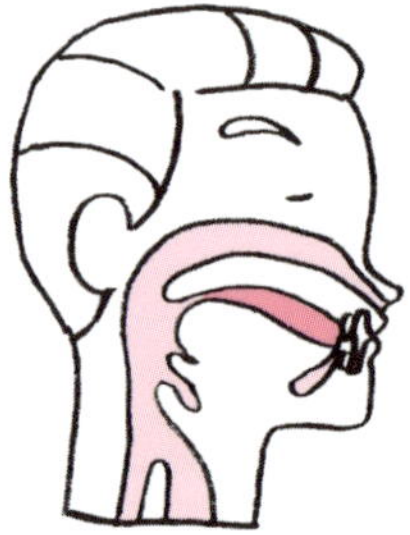

準備期

かみ砕き、飲み込みやすい形状にする。

誤嚥性肺炎とは▶P94

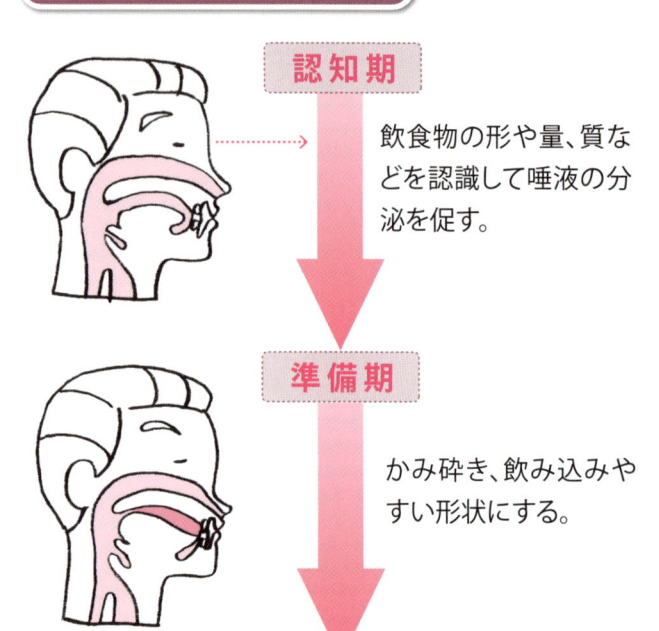

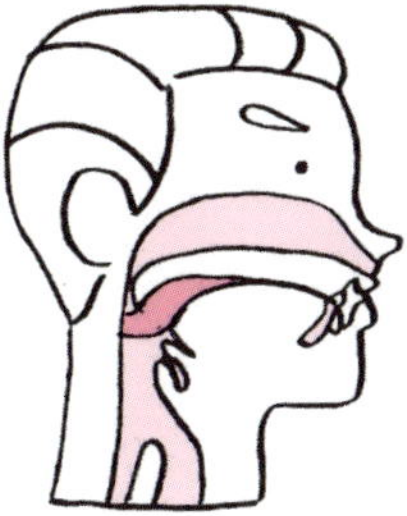

口腔期

舌の運動によって口腔から咽頭に送られる。

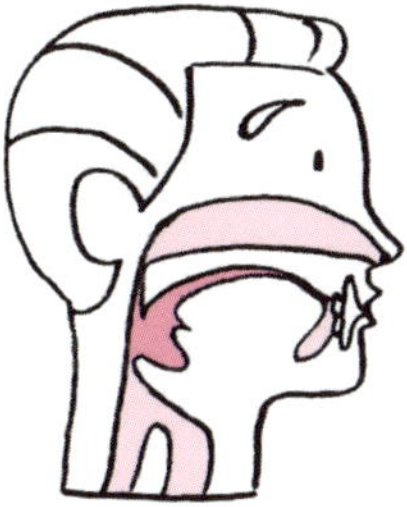

咽頭期

のどを通って食道へ送られる。（気管に入り込むのを防ぐ）

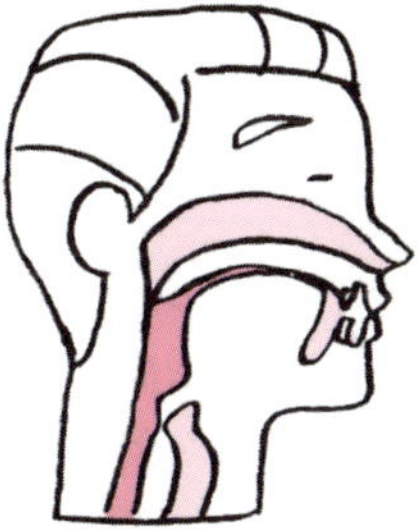

食道期

飲食物を食道から胃に送り込む。（食道を閉鎖して喉頭への逆流を防ぐ）

改訂水飲みテスト

嚥下状態に問題がある人を対象に、摂食・嚥下チェックによる水飲みテストをします。このほか質問紙や反復唾液嚥下テスト(RSST)などがあります。

テストの方法

❶「あー」という発声をしてもらう。
❷水分を3ccスプーンで口腔底(舌の下)に入れる。
❸聴診器で頸部音を聴く。
❹むせの有無をチェックする。
❺嚥下の有無をチェックする(喉頭挙上の触診)。
❻呼吸の変化の有無をチェックする。
❼「あー」の発声の変化の有無をチェックする。
❽咽頭部の残留物の有無をチェックする。

【評価基準】

1. 嚥下なし、むせる　and/or　呼吸切迫
2. 嚥下あり、呼吸切迫(不顕性誤嚥の疑い)
3. 嚥下あり、呼吸良好、むせるand/or 湿性嗄声(しっせいさせい)
4. 嚥下あり、呼吸良好、むせなし
5. 4. に加え、追加空嚥下運動が30秒以内に2回可能

※上記5段階で評価、3以下の場合は誤嚥が疑われます。

食事姿勢

不安定な姿勢は誤嚥を起こす可能性があります。

車イスの場合

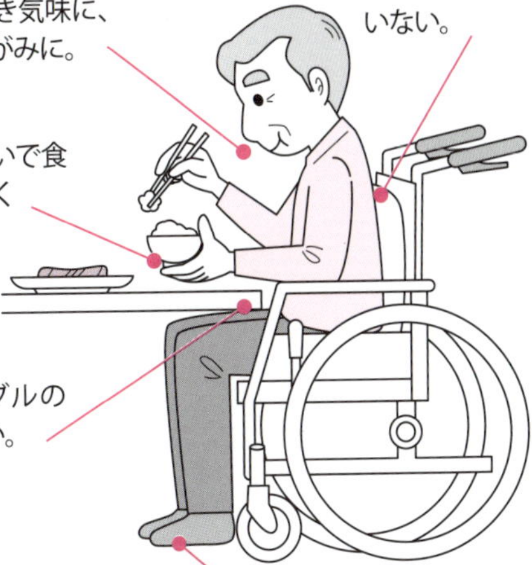
あごは引き気味に、
少し前かがみに。
背中が丸まって
いない。
無理をしないで食
器が手に届く
体とテーブルの
距離が近い。
足がしっかり床に着いている。
※足をフットサポートに置いたまま
の場合もあります

<注意点>
クッションや車イスの車輪の台などで座面を水平あるいは前方がやや低くなるように調整すると食事動作が楽になります。

ここがポイント

体を支えるためには、骨盤と足底と背中が支持面となり、上肢の運動や安定が維持されます。腰と足底の安定を心がけましょう。

食事姿勢

不安定な姿勢は誤嚥を起こす可能性があります。

ベッドの場合(介助が必要な場合)

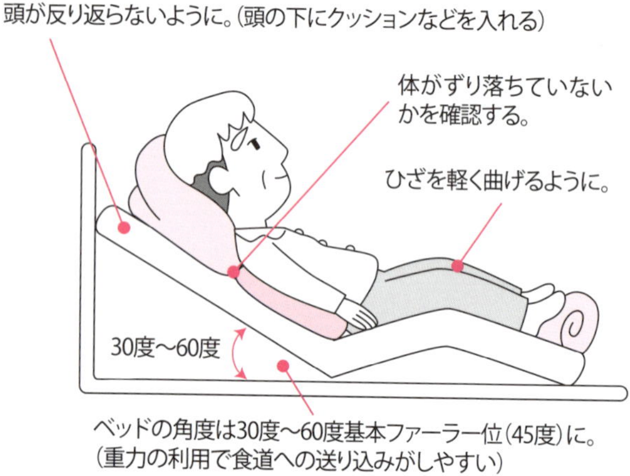
頭が反り返らないように。(頭の下にクッションなどを入れる)
体がずり落ちていないかを確認する。
ひざを軽く曲げるように。
30度〜60度
ベッドの角度は30度〜60度基本ファーラー位(45度)に。
(重力の利用で食道への送り込みがしやすい)

食事介助は目の高さで…

- 目の高さは要介護者と同じ高さに。
- 正面ではなく横に座る。
- 片麻痺がある場合は健側から介助する。
- 目線を合わせてスプーンなどは下のほうから持っていく。

ここがポイント わずかな姿勢の傾きでもむせが起きたり誤嚥したりすることがありますので注意が必要です。

食事介助▶P64、P65

食事の姿勢と介助

①姿勢

座位が自力でできる人は車イスやイスに座る。→P62, P83

- あごは引きぎみにする。
  - ・頚部伸展位…咽頭と気管の角度が少ないため、食物が気管に入りやすい。(誤嚥)
  - ・頚部前屈位…咽頭と気管の角度がつき、食物が気管に入りにくい。
- テーブルはしぜんにひじがつく高さに調節する。
- やや前屈みになる姿勢にする。飲み込みやすく誤嚥しにくい。
- 足が床につく。座面高が低いイスで座位が取れないときには、背もたれの角度を利用者に合わせて30～90度にし、枕やタオル等を使い、あごを引いた姿勢が取れるようにする。→P84
- 麻痺がある場合…座位が取れず自分で食べる場合は、麻痺側を圧迫しないよう、自由に動かせるほうを上にする。

②介助の仕方

- 意識がはっきりしているか確認する。
- 目の高さは利用者と同じ高さにする。
- 片麻痺がある場合は、麻痺のない側から介助する。
  自分で食べる場合は麻痺側を圧迫しないように注意して自由に動かせるほうを上にする。
- 食事内容を目で確かめられるように工夫する。
- 食器やはし等はいつも同じ位置に配置する。
- 高齢者は唾液の分泌が少ないため、食べ始めは液体で少し口内を湿らせてそしゃく、嚥下しやすいものから食べる。
- 必ず咽頭挙上を見ながら飲み込みを確認して、次のひと口を入れる。
- 利用者の食べるペースと、個々に応じたひと口量を厳守する。

じょうずな食事介助のポイント

ひと口食べた後には必ず飲み込んだことを確認します。

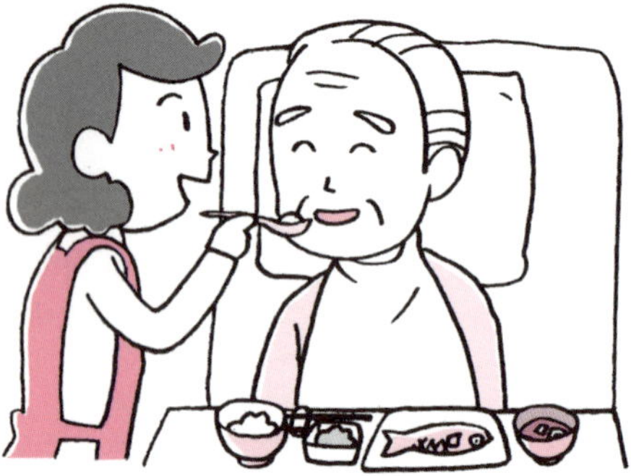

食事前には環境を整える…

- 手洗いや手ふき、消毒を済ませておく。
- 排せつを事前に済ませておく。
- 寝起きの場合は覚醒状態になるのを待つ。
- エプロンを付け、ぬれタオルを用意しておく。
- 自助具を用意する。　など

ここがポイント

一度に口に詰め込むようならゆっくり食べるように促し、お茶をすすめるなどして気をそらせましょう。

口腔ケア介助の基本

ほかの介助と同じように、プライドを傷つけないよう心がけましょう。

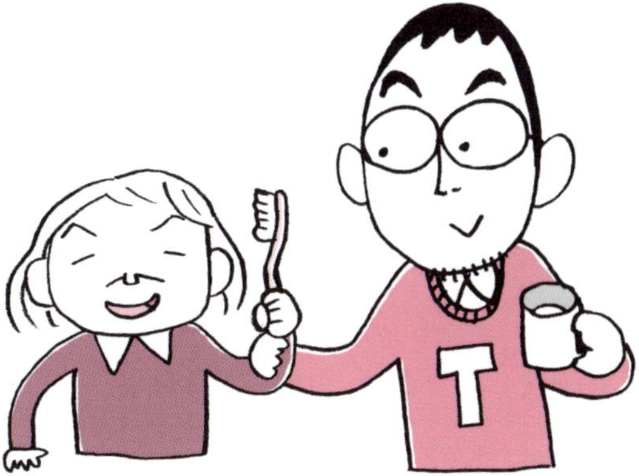

- できることはなるべく本人にしてもらう。
- 歯ブラシを持って手を動かすことはリハビリにもつながる。
- 声かけをしながら、誤嚥に注意して行なう。
- 嫌がるときは無理強いしない。
（1日くらいみがかなくても問題ないとおおらかに）

ここがポイント

目覚めたら、洗顔して、歯をみがくというように、口腔ケアを1日のリズムに組み込んで、生活にめりはりをつけるようにしましょう。

声かけ・ボディタッチと観察 ▶ P56

清拭（汚れの取り方）

口の中は細菌が繁殖しやすいので、特に食後にはきれいにしておきましょう。

口の中はさまざまな要因が重なって、汚れやすくて細菌が繁殖しやすい状態にあります。口の中を清潔にすることにより、口臭がなくなり、虫歯ができにくくなり、かかりやすい誤嚥性肺炎（P94）を予防することもできます。

汚れやすい部位と汚れの種類

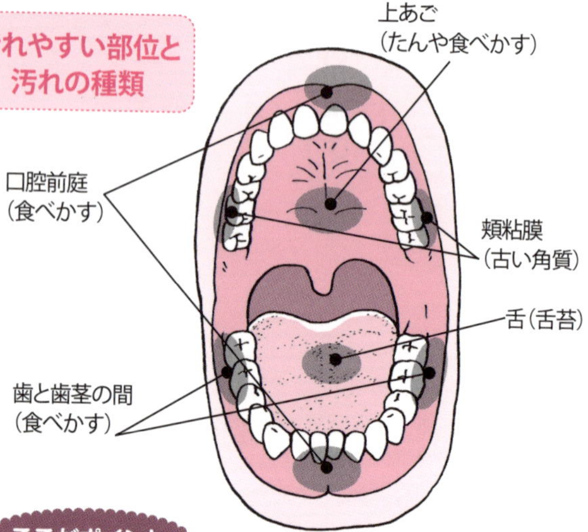
上あご
（たんや食べかす）
口腔前庭
（食べかす）
頬粘膜
（古い角質）
舌（舌苔）
歯と歯茎の間
（食べかす）

ここがポイント

脳卒中などで麻痺がある場合、歯とほおの間に食べかすが残ったままになっていることがあります。麻痺側には感覚がないためで、歯みがきをする際は注意する必要があります。

口腔内をのぞいてみましょう ▶P75

スポンジブラシの口腔ケア

口の中の粘膜に付いた汚れを優しくかき出すようにケアします。

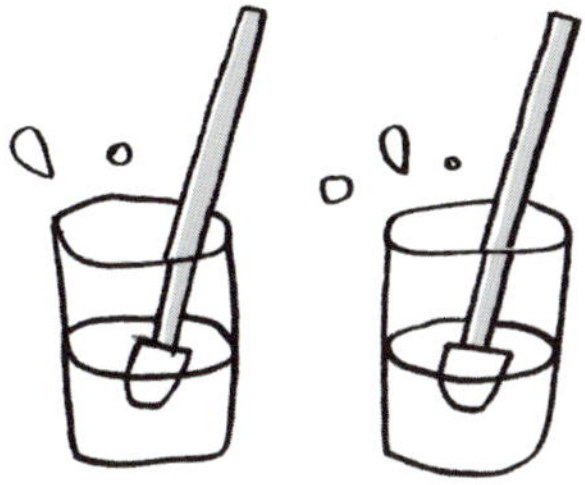

洗浄用　　湿らせる用

❶容器を2つ用意し、水またはマウスウォッシュを入れる。

❷スポンジブラシを湿らせ、誤嚥を防ぐために水けを絞る。
※スポンジブラシは使い捨て

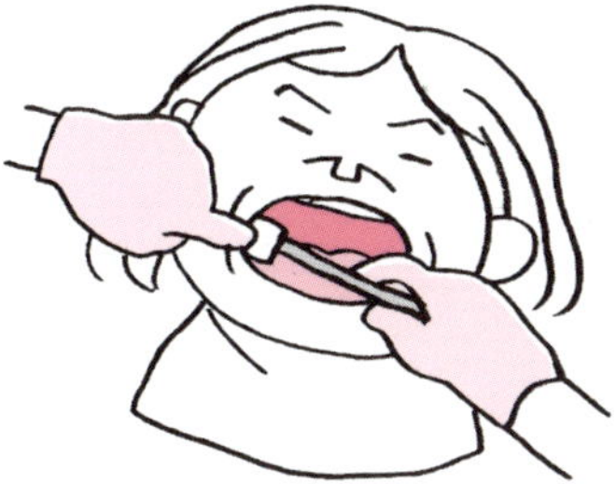

❸汚れをかき出す。
ほおの内側⇒唇の内側⇒歯茎⇒上あご

ここがポイント

汚れが付着したスポンジブラシは洗浄用の水で洗いながら使用します。ケアの間は常に清潔にして行ないます。ガーゼでも応用できます。

口腔ケアグッズいろいろ▶P71

舌と舌苔の口腔ケア

細菌の温床になる舌苔をきれいにしておきましょう。舌の表面についている舌苔は粘膜上皮、細菌、食べかすの塊です。唾液の分泌が少なかったり、口呼吸で乾燥したり、胃腸に障害がある場合に見られます。

舌苔の取り方

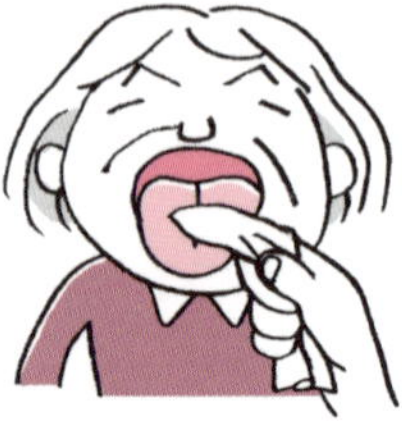

うがい薬を含ませたガーゼや舌ブラシなどで、舌の奥から手前に向っててていねいにふき取る。

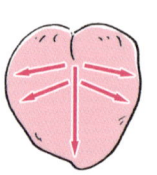

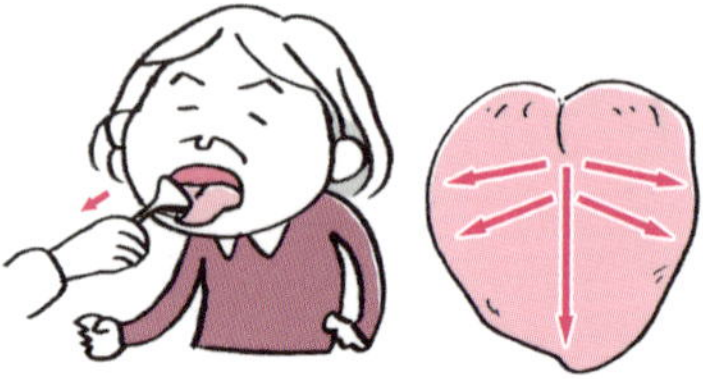

舌を引き出すようにして舌苔用のブラシで柔らかくこすり取る。

舌苔があると口臭の原因になる。
味覚が鈍感になり、おいしく感じられなくなる。

ここがポイント

舌苔は一度こびり付くと取るのが大変です。歯みがきのときにいっしょにするようにしましょう。また、誤嚥性肺炎(P94)の原因になることもあるのでまめに取り除くようにします。

口腔ケアグッズいろいろ▶P71

口臭のケア

唾液の分泌を促して口腔ケアで予防しましょう。

口臭の原因

唾液の分泌の低下　口の中の乾燥　不十分な口腔ケア
⇒口臭は口の中の細菌が糖を分解するときに発生するにおい

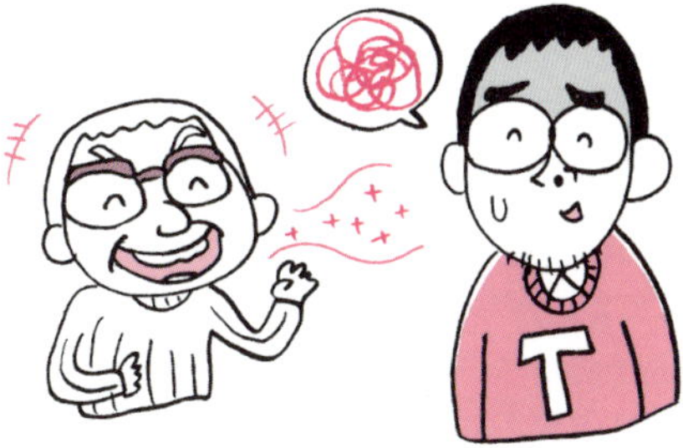

❶歯周病、虫歯など歯に原因のあることが多く、食後に歯と歯茎のブラッシングが大切です。

❷口腔内が乾燥するなどで唾液の分泌が減り、食べかすや細菌を洗い流せなくなると口臭が強くなります。意識して口を動かし、唾液の分泌を減らさないよう気をつけます。

◎口を大きく開けてはっきり話す。
◎口腔体操⇔P22、P24、P25唇や舌を動かす。

ここがポイント

口臭は口の中のトラブルのサインです。歯周病や虫歯などの病気の予防や治療、舌の汚れなどをチェックしましょう。

高齢者の口腔の特徴▶P74

症状別口腔ケアのポイント

歯のある人の口腔ケアは歯みがきですが、歯が無く、うがいもできない人には口腔清拭(口内をふくことで清潔を保つ方法)を行ないます。

座位ができる場合

麻痺側にクッションなどを当て、体のバランスを保ちます。麻痺側を意識するために、鏡を見ながら歯みがきをしてもらうとよいでしょう。

座位ができない場合

麻痺側を下にして横向きで寝て、自分でみがける人は麻痺のない手で歯ブラシを持ってみがいてもらいます。

片麻痺のある場合

口の中の筋肉の動きや感覚が低下し、麻痺側に食べかすが残っても気づきにくいため、歯みがきは麻痺側を意識してもらうようにします。

麻痺のある場合

側臥位または仰臥位で行ないます。嚥下反射・咳反射機能などが低下しているため注意が必要です。

ここがポイント

麻痺が軽い場合は、麻痺側の手で歯ブラシを持ってみがくとリハビリになります。ブラシの柄にスポンジを巻いたり、柄を曲げたりして持ちやすい工夫をするとよいでしょう。

セルフケアブラッシング ▶P72

全介助が必要な場合（寝たきりの人）

水で湿らせてから行ないます。水分が多すぎると誤嚥を起こすこともあるので注意が必要です。

顔を横に向け、下側のほおに水がたまるような角度を保つ。
あごが上がると誤嚥しやすいので注意する。

ガーゼをひとさし指に巻いてふく方法

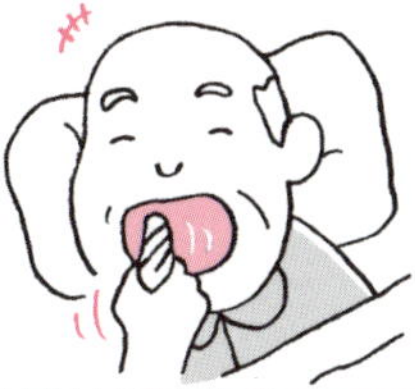

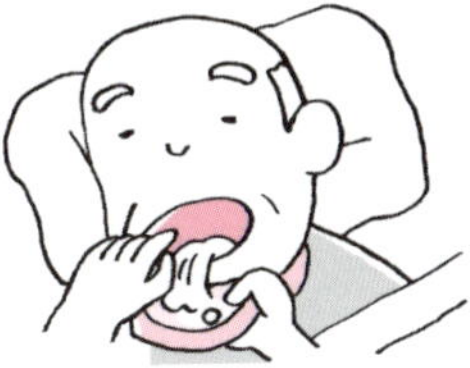

スポンジブラシでふく方法

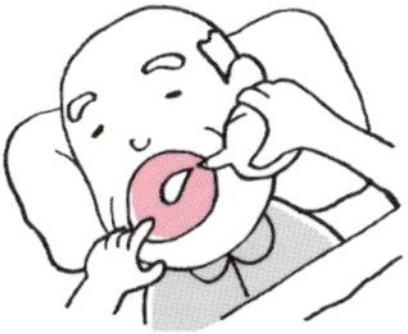

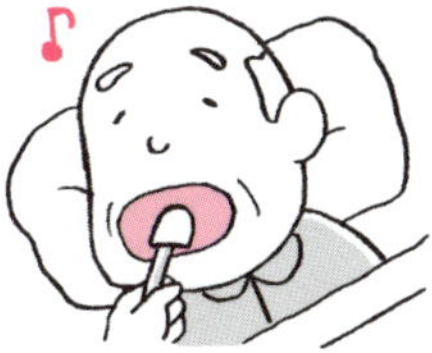

ここがポイント

- 上向きのままで行なうと唾液を誤飲しやすいので注意します。
- 麻痺や意識障害がある場合は横向きにし、麻痺側を上にします。

口腔ケアトラブルQ&A ▶P102

誤嚥性肺炎とは

誤嚥性肺炎は、口腔内の細菌が唾液や食べ物といっしょに誤って気管に入ること（誤嚥）で起こり、特に嚥下障害のある人がかかりやすい肺炎です。

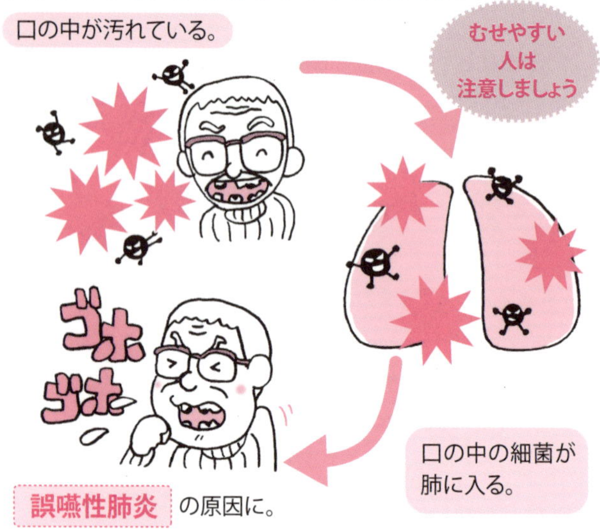
口の中が汚れている。
むせやすい人は注意しましょう
ゴホゴホ
口の中の細菌が肺に入る。
誤嚥性肺炎の原因に。

※嘔吐があった場合には吸引を行なう必要があります。

ここがポイント

胃ろうの場合、胃の内容物が嘔吐や逆流で気道に入った場合に誤嚥性肺炎が起こることがあります。食前、食後の口腔ケアと食事中の誤嚥防止が大切です。

誤嚥事故の防止

誤嚥性肺炎だけでなく、もちなどによる窒息事故、入れ歯などの異食による誤飲が、重い後遺症や死亡率の高さを招きます。

正 常

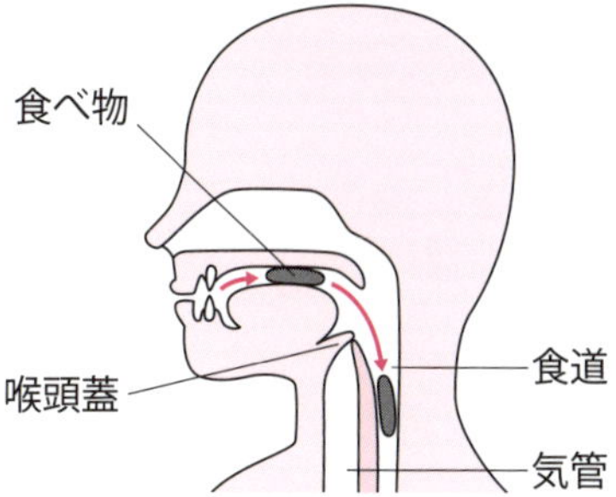
食べ物
喉頭蓋
食道
気管

誤 嚥

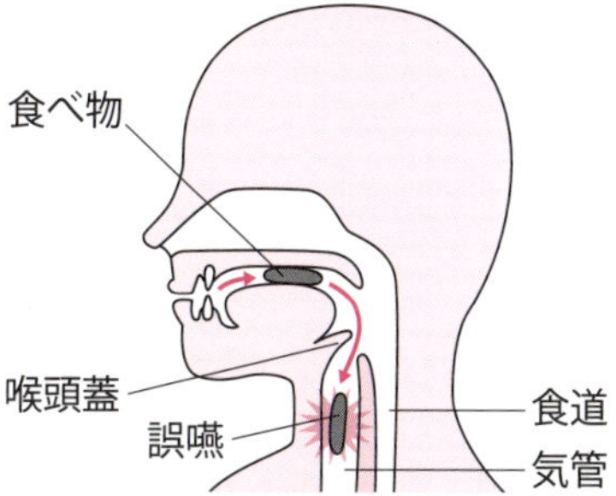
食べ物
喉頭蓋
誤嚥
食道
気管

ここがポイント

むせのない誤嚥（不顕性誤嚥）もあります。また、睡眠中に汚れた唾液を少しずつ誤嚥することがあり、気づきにくいので注意が必要です。

摂食・嚥下のしくみ ▶ P80、P81

誤嚥性肺炎を予防しましょう

むせのない誤嚥もあるため、食事中や食後少しおいてからの咳に注意します。むせのない誤嚥は食事中、食後のいずれでも咳が見られない場合もあります。

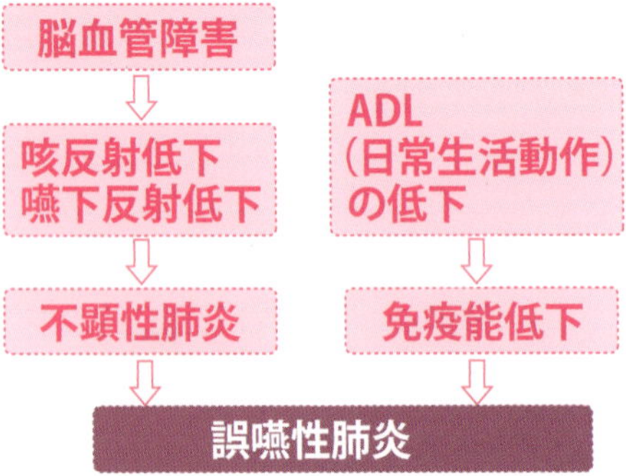
脳血管障害
咳反射低下
嚥下反射低下
不顕性肺炎
ADL
(日常生活動作)
の低下
免疫能低下
誤嚥性肺炎

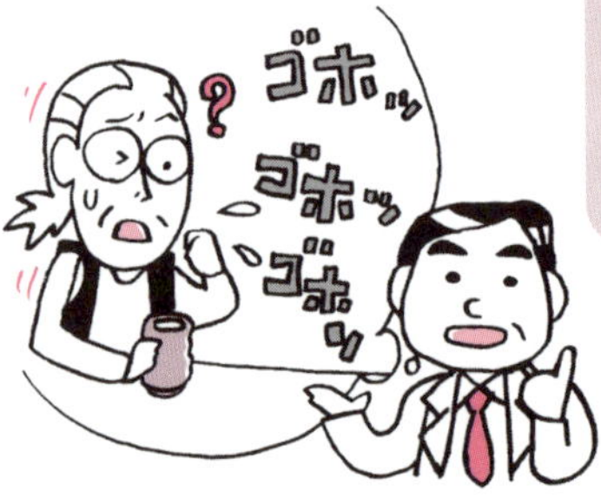
ゴホッ
ゴホッ
ゴホッ

◎食事中に数回、食物の口内残留を確認、呼吸・声の変化を観察する。

◎発熱の有無・日常生活状態の変化・咳、たんの有無を確認する。

食事介助 ▶P64、P65

予防対策

●口腔の清潔保持

口腔は細菌にとって居心地が良くすぐに繁殖します。歯みがきなどをしっかり行なって細菌の繁殖を防ぎ、肺へ運び入れないことが大切です。

●胃液の逆流防止

ゲップや胸焼けなどがある場合は胃液や注入食（胃ろうの場合）の逆流を起こしやすく、食後2時間ほど座って体を起こしておくようにします。

●嚥下反射の改善

嚥下反射の低下は、誤嚥性肺炎を引き起こす大きな原因のひとつです。日ごろから嚥下障害を解消しておきます。

ここがポイント

次のような症状は摂食・嚥下障害の可能性が考えられます。見逃さないよう注意しましょう。

- 食事中によくむせる
- たんがよくからむ
- 食事時間が長くなる
- 食欲がなく食べ物を残す
- 食べ物を口からこぼす
- 口の中に唾液がたまる
- よだれが出やすい
- なかなか食べ物が飲み込めない
- 飲み込んだ後に声が変わる
- 夜間に咳込むことがある
- 発熱を繰り返す（誤嚥性肺炎の疑い）　など。

食事介助▶P64、P65

歯の病気と口腔ケア

●歯周病

歯周症は、加齢とともに歯茎がやせて口腔ケアができていないとさらに進行します。正しい歯みがきと歯石除去で進行は抑えられます。また、健康な人に比べて、歯周病の人は心臓病になるリスクが高いといわれます。

●歯肉炎（歯茎の腫れ）

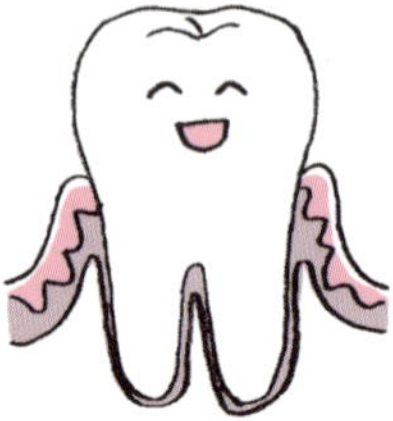

正常な歯肉

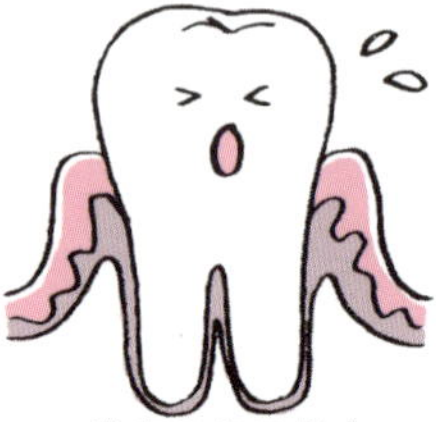

炎症のある歯肉

歯周病の中でも初期の段階で、歯茎に炎症が起きている状態をいいます。歯茎の腫れや歯みがきのときに血が出たりします。

ここがポイント

次のような場合は、歯科医師や歯科衛生士に相談しましょう。

- 息がくさい
- 口の中がネバネバしている
- 歯茎が腫れている
- グラグラしている歯がある
- 歯茎から出血がある
- 歯茎から膿が出ている　など

高齢者の口腔の特徴▶P74

●虫歯

高齢者の虫歯は、主に歯茎が下がって歯の根の部分が歯茎から出て起こります。年齢に伴う唾液の減少、不十分な歯みがき、みがき残しなどが、歯の根の部分の虫歯を早く進行させます。高齢者は痛みの感覚が低下してしまうため、口腔ケア時に早めに気づくことが大切です。

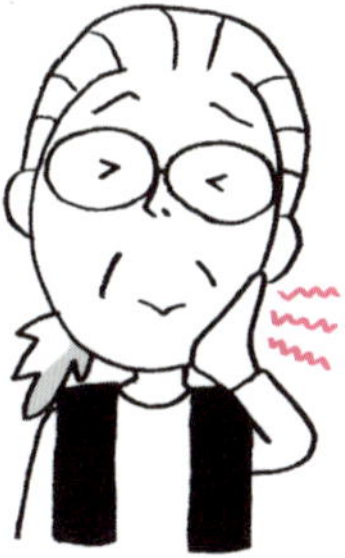

●ドライマウス（口腔乾燥症）

高齢になると、かむ力の低下、薬の影響、ストレスなどが原因で唾液の分泌量が減るため、口の中が乾燥しやすくなります。

●ドライマウスによって発症する危険性がある病気…

○虫歯、歯周病　○味覚障害、摂食・嚥下障害

○誤嚥　○感染症　など

ここがポイント

- **虫歯や部分入れ歯の治療やチェック**
  ※入れ歯が合っていないまま使用していると粘膜に傷ができて痛む。
- **かむ回数を増やして唾液の分泌を促進**
- **こまめな水分補給**
- **うがいの回数を増やす**
- **室内の温度・湿度のチェック**
- **乾燥予防や保湿用の洗口剤の使用など**
  ※痛みなど症状がある場合は病気も考えられます。早めに医師や歯科医師に相談します。

高齢者の口腔の特徴 ▶P74

認知症のある人の口腔ケア

認知症の進行状況に合わせて口腔ケアを習慣づけましょう。

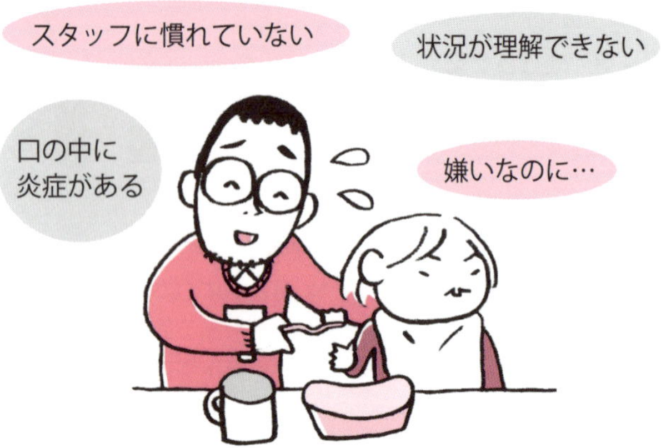
スタッフに慣れていない
状況が理解できない
口の中に
炎症がある
嫌いなのに…

- 早めにまずは歯科へ。認知症が進むと口を開くことを拒むなどして治療が難しくなる。
- 声かけ、軽く肩をたたく、肩をもむなどして覚醒してから口腔ケアをする。
- 重度の認知症の場合は入れ歯の扱いや口腔ケアは特に慎重にする。

ここがポイント

食後、胃・食道から逆流して肺に入る誤嚥があります。舌が黄色から茶色に変化している場合は逆流性誤嚥性肺炎を起こしていることがあります。

声かけ・ボディタッチと観察 ▶P56

認知症のある人の口腔ケアの工夫

認知症の人に見合った方法を見つけるように心がけましょう。

- 介護者がする口腔ケアはうまくいかないことが多く、自分でやってもらうように促します。
- 相手にペースに合わせるようじょうずに誘導します。
- いつもの場所から歯ブラシを取り、置かれたコップを使うことをできる人もいます。紛らわしいものを置かないように注意します。
- 介護者がいっしょに歯みがきをしたり、うがいをしたりするとうまくいくことが多いです。
- 拒否するときは無理強いしないで根気強く説得します。入れ歯を入れたままで歯みがきをしてもらってもよいでしょう。

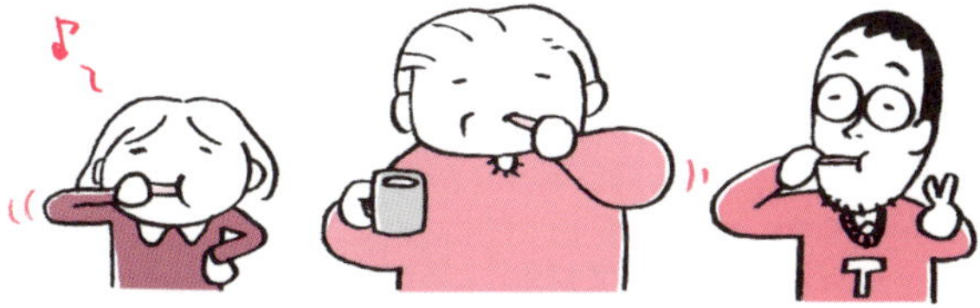

ここがポイント

口を開けてくれない人の場合は、介護者が「あーん」と口を開けてみせたり、歌ったり、いろいろ試みます。意思の疎通が難しい人でも開くタイミングがあり、そのときを見計らって手短に済ませましょう。

声かけ・ボディタッチと観察▶P56

口腔ケアトラブルQ&A

Q1 歯茎から出血していたらどうしたら？

ガーゼなどを当てて指でしばらく押さえます。ほとんどの場合止まりますが（直接圧迫止血法）、ひどい場合には歯科医師に相談します。歯垢をできるだけ取り除くと少しずつ健康な歯茎に近づきます。ケア相手の既往歴や体調を事前に把握しておくことが大切です。

Q2 グラグラしている歯はどうしてみがくの？

歯が動かないように歯ブラシを持っていないほうの指を当ててみがくと、痛みも少なく磨きやすくなります。そうした歯は痛みや出血を伴うこともあり、難しいと判断した場合には無理に行なわず、歯科医師・歯科衛生士の指示に従います。

Q3 口を開けてくれない場合にはどうしたら？

あくびのときに開口する場合は開口障害がないと判断し、K-Point（下の歯列に沿って指を奥に入れぶつかった辺の内側P127参照）を押して刺激してみましょう。開口反射を起こすポイントでうまく刺激すると開口反射が誘発されて口が開きます。

Q4 飲み込みの悪い人にうまく薬を飲ませる方法は？

粉にした薬を甘いゼリーなどに混ぜて飲ませる方法が一般的です。小さければ錠剤をゼラチンゼリーの中に埋めていっしょに飲んでもらう方法もあります。

症状別口腔ケアのポイント ▶P92

Q5 自分で水を吐き出せない人にはどうしたら？

顔を少し傾けてもらって、指で下唇を引き下げ、口腔内にたまっていた水やマウスウオッシュなどをガーグルベースンに出し、スポンジブラシなどで口腔内の水分をふき取ります。

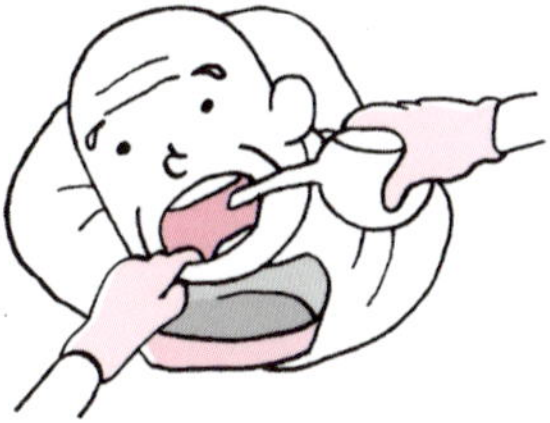

Q6 食事中に口からボロボロこぼすのはどうしたら？

口唇の閉鎖機能に障害があると考えらるので、口唇の閉鎖機能を高めるようトレーニングします。①手による口唇・舌のマッサージ⇒P26②唇の体操⇒P44③発音練習⇒P34などを行ないます。また、30度仰臥位頸部前屈の体勢（⇒P84）で食事に意識を集中させるなどの工夫をします。また、カーテンで仕切る、テレビを消すなど刺激の少ない環境づくりが大切です。

Q7 経管栄養を受けている人の口腔ケアはどうしたら？

吸引器の準備はしておき、誤嚥に注意しながら含嗽剤《がんそうざい》などで口腔内を湿らせた後、歯ブラシで清掃します。嚥下障害のある人や気管切開を受けている人も同様にします。また、スポンジブラシやガーゼを用いた口腔ケアもあります。

コラム 指で口腔内をストレッチする「ガムラビング」

（P125参照）

期待できる効果

- 口の周りの筋肉を鍛え
- 唾液の分泌を促す
- 口腔内の感覚を高める
- 歯茎や粘膜の血行を促す

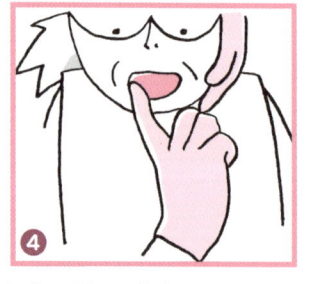

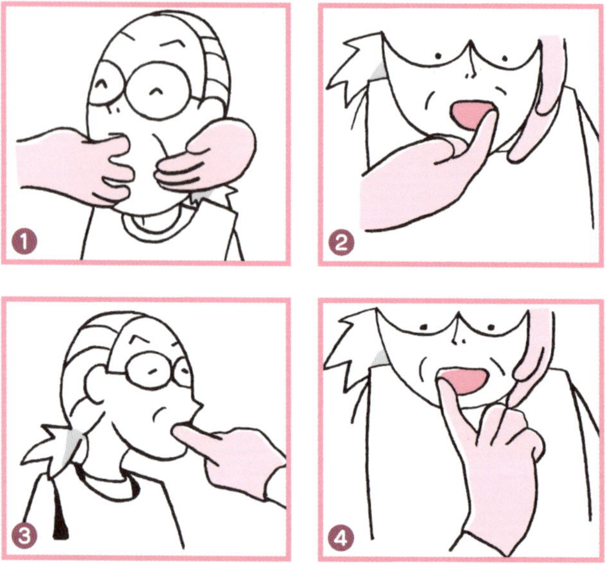

唇と歯茎の間に入れたひとさし指の腹で、奥歯から前歯のほうに向かって歯茎をこする。❶❷
この動きを舌左右、上下に行なう。❸❹
※必ずグローブを着用して行ないましょう。

口腔ケアの効果 ▶P77

Ⅳ

知っておきたい栄養と食事の工夫

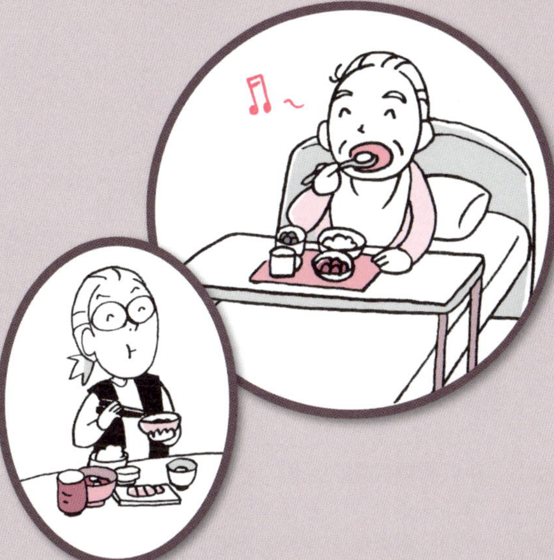

食事とQOLの維持向上

「口から食べる」ことで、QOL（生活の質）の低下を抑制しましょう。

食事は単に栄養や水分補給の目的だけではなく、楽しみや気力を生み出す精神的な満足感を得ることでもあります。また、消化器（口腔、咽頭、食道、胃、大腸など）の機能を使うことで、体全体の活動を正常にバランスよく維持することができます。

腹八分に心がけている。

1日3回規則正しく食事をする。

バランスよく食べている。

ゆっくりよくかんで食べる。 など

野菜を多く食べる。

肉より魚を多く食べる。

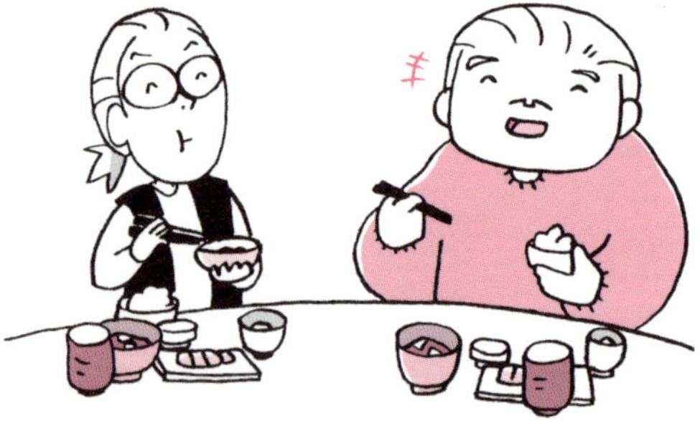

ここがポイント

特に朝食は脳の活動に必要なブドウ糖を補給し、脳の働きをよくします。熱産生が高まって体を芯から温め気力を高めます。

脳の感覚野と運動野▶P78

高齢者の食事と栄養

食事による栄養摂取は、生活意欲やQOLを維持・向上するための大切な行為です。食事内容が偏らないように注意しましょう。

注意すべき食事の状態

- 塩分の多い食物 ⇒ 心不全・腎不全の悪化
- 硬い食物や繊維質⇒便秘の予防
- 淡白な物⇒脂質の摂取量不足
- 甘い物⇒糖尿病の悪化
- 献立の工夫に無関心⇒認知症予備軍

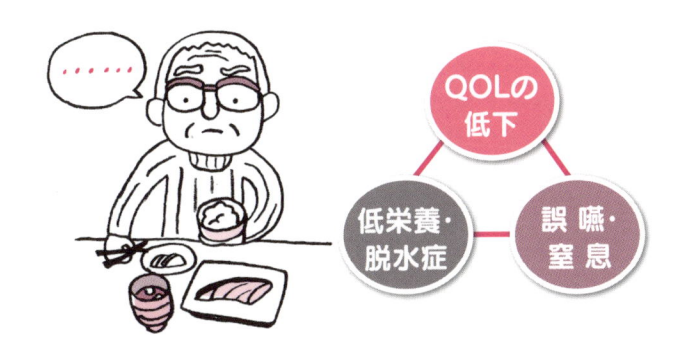

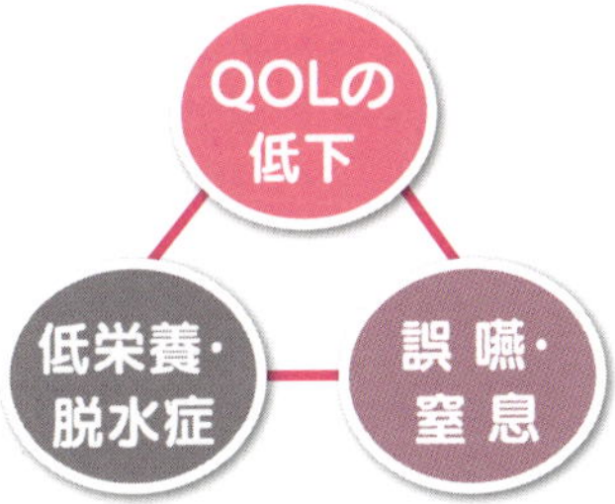

ここがポイント

栄養のバランスに配慮し、特に良質の動物性たんぱく質を効率的にとるようにします。ただし、過度の摂取は基礎疾患を悪化させる可能性があるので気をつけます。

機能に合わせた食事形態 ▶P115

高齢期のエネルギー摂取量

身体機能や生活の質の低下につながるため、摂取基準を知っておきましょう。

高齢期における食事摂取基準（推定エネルギー必要量）

（kcal/日）

		基準身長（cm）	基準体重（kg）	身体活動レベル		
				Ⅰ（低い）	Ⅱ（普通）	Ⅲ（高い）
				生活の大部分が座位で、静的な活動が中心の場合	座位中心の仕事だが、職場内での移動や立位での作業・接客等、あるいは通勤・買い物・家事・軽いスポーツ等のいずれかを含む場合	移動や立位の多い仕事への従事者。あるいは、スポーツなど余暇における活発な運動習慣をもっている場合
男性	50～69歳	165.7	65.0	2,100	2,450	2,800
男性	70歳～	161.0	59.7	1,850	2,200	2,500
女性	50～69歳	153.0	53.6	1,650	1,950	2,200
女性	70歳～	147.5	49.0	1,450	1,700	2,000

標準的な体格（基準身長、基準体重）を基準として推定された値

（参考：「日本人の食事摂取基準」厚生労働省　2010年度版）

（出典：公財 長寿科学振興財団）

高齢期の栄養素摂取量

1日にどのくらいの栄養素をとったらよいかの目安を知っておきましょう。

近年、サプリメントの普及などによって手軽に栄養素が摂取できるようになり、過剰摂取への対策も必要になってきています。また、高齢者では摂食障害による低栄養にも注意が必要です。

高齢期における食事摂取基準（マクロ栄養素）

栄養素	単位(/日)	指標	男性		女性	
			50〜69歳	70歳〜	50〜69歳	70歳〜
基準としたエネルギー	Kcal	推定エネルギー必要量	2,450	2,200	1,950	1,700
たんぱく質	g	推奨量	60		50	
総脂質	%エネルギー	目標量	20以上25未満		20以上25未満	
飽和脂肪酸	%エネルギー	目標量	4.5以上7.0未満		4.5以上7.0未満	
n-6系脂肪酸	g	目安量	10	8	8	7
n-3系脂肪酸	g	目標量	2.4以上	2.2以上	2.1以上	1.8以上
コレステロール	mg	目標量	750未満		600未満	
炭水化物	%エネルギー	目標量	50以上70未満		50以上70未満	
食物繊維	g	目標量	19以上		17以上	

(参考:「日本人の食事摂取基準」厚生労働省　2010年度版)

(出典:公財 長寿科学振興財団)

食事の環境づくり

高齢者向けの食事の基本はそしゃくしやすくすることです。

摂食・嚥下機能 ← 食物の形態

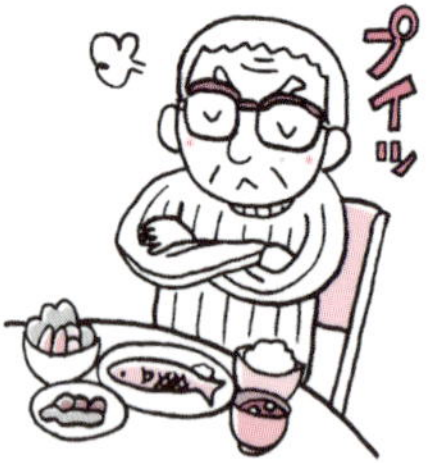

↑

注意したい食事の環境

- **摂食姿勢**
  体幹と床の角度・頸部の角度・口腔機能状況　など
- **食卓・イスの選択**
  テーブルの高さや広さ・イス選び・座位の保持　など
- **食器・食事用具の選択**
  はしやスプーン、フォークなどの選択・お皿の縁の高低・滑り止めの使用　など
- **食事の雰囲気づくり**
  人との食事・部屋の雰囲気　など
- **介助者の心づかい**
  声かけや観察・介助のしかた　など

ここがポイント

高齢期になっても楽しく、バランスのよい食事を食べられるよう環境を整え、健康寿命を延ばし、QOLの向上を目ざします。

低栄養に気をつけましょう

低栄養（栄養不足）による悪循環を断ち切るために、栄養や水分の適切な補給が大切です。

低栄養の主な原因

- 摂食・嚥下機能の低下。
- 身体の障害。
- 偏食など食事内容に対するこだわり。
- 食べる意欲が低下（認知症やうつ病　など）。

低栄養による心身のトラブル

- 感染症などの病気にかかりやすい。
- 病気になると回復しにくい。
- 褥瘡（床ずれ）ができやすく治りにくい。
- ADLやQOLが低下する。

◎誤嚥によって呼吸器障害が起こると、体力や食欲も低下して低栄養状態がさらに進む。

ここがポイント

低栄養の予防として、1日3食しっかり食べる、栄養のバランスや消化のよいものを食べる、野菜を食べる、水分を十分にとるように心がけます。

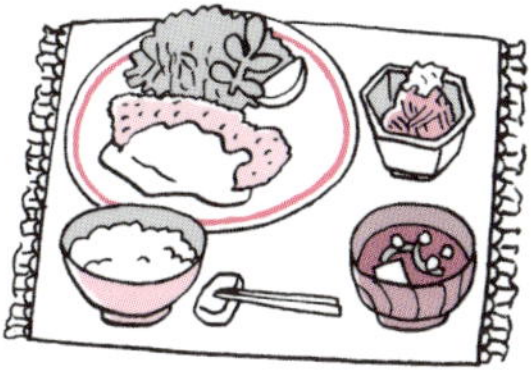

嚥下食

誤嚥などの危険を回避しましょう。

【嚥下食とは…】
口から食べられなくなったり、水や飲み物が飲み込めなくなったり、気管のほうに入る危険があったりする摂食・嚥下障害者を対象とする食事です。

◎嚥下訓練食、嚥下食、介護食の3つの段階で構成される。
◎段階的使用で機能回復リハビリテーションになる。
口から食べられないことを摂食・嚥下障害といい、栄養失調を起こしたり、誤嚥により肺炎などの呼吸器の病気にかかったりしやすくなります。

嚥下食の条件

- 密度が均一である。
- 適当な粘度がある(バラバラになりにくい)。
- 口腔や咽頭を通過するときに変形しやすい。
- べたつきがなく粘膜に付着しにくい。
- 繊維が弱くかみ切ることができる
- 刺激が強くない。など

ここがポイント

嚥下食の代表はゼラチンタイプですが、誤嚥が心配な場合は増粘剤を用いてトロミを付けます。増粘剤の種類によっても適切な粘度を得るための量や時間が異なるので注意が必要です。

嚥下食ピラミッド

嚥下食ピラミッドとは、食を飲み込みやすさの難易度によりLevel〈0～5〉の6段階に分類したものです。

摂食・嚥下の難易度

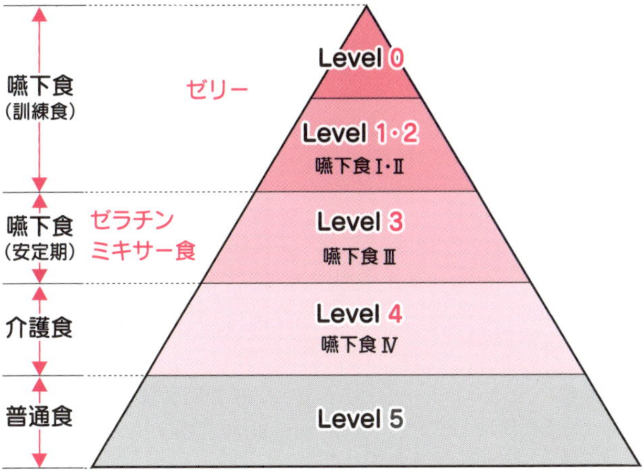
嚥下食
(訓練食)
ゼリー
Level 0
Level 1・2
嚥下食Ⅰ・Ⅱ
嚥下食
(安定期)
ゼラチン
ミキサー食
Level 3
嚥下食Ⅲ
介護食
Level 4
嚥下食Ⅳ
普通食
Level 5

※この他に「学会分類2013」が出ています。

ここがポイント

ひとりひとりの摂食・嚥下機能レベルに応じた適切な食事をとることができます。基準化されることで病院を転院したり、施設や在宅に移った場合同じ基準の食事が提供ができます(P112)。

食事の注意と工夫（嚥下食ピラミッドによる）

高齢者向けの食事の基本はそしゃく(P126参照)しやすくすることです。

レベル0（開始食）

均質性をもち、重力だけでスムーズに咽頭内を通過する物性を有する食品。お茶や果汁にゼラチンを加えて作る「お茶ゼリー」、「グレープゼラチンゼリー」、「リンゴゼリー」など。

レベル1（嚥下食Ⅰ）

均質性をもち、ざらつき、べたつきの少ない、ゼラチン寄せなどの食品。全卵蒸し(具のない茶碗蒸し)」、「プリン」、「サーモンムース」など。

レベル2（嚥下食Ⅱ）

均質性を持つものの、レベル1に比べて粘性、付着性が高い、ゼラチン寄せなどの食品。濃厚流動で作る「ゼリー(ゼラチン濃度1.3w/w%)」、「ヨーグルトにんじんゼリー」など。

レベル3（嚥下食Ⅲ）

不均質性の、ピューレを中心とする食品が該当する。生クリームや油脂などを食材に加えることで、野菜、根菜類、魚肉類などのさまざまな食材を使って作れる。嚥下寿司など。

レベル4（介護食・移行食）（嚥下食Ⅳ）

摂食・嚥下の過程の「口腔期」に障害のある人に対応する食事。パサつかず、むせにくく、なめらかな、ひと口大の大きさを目安とする。

レベル5（普通食）

摂食・嚥下障がい者は食べることが困難な、ごく一般的な食事。

機能に合わせた食事形態

高齢者の摂取能力に適した食事を提供するようにしましょう。

常食　普通の食事

ソフト食（軟菜食）　軟らかいおかずとお粥(かゆ)など

キザミ食　かみ切る能力が弱い人向け

ミキサー食・流動食　嚥下障害のある人向け

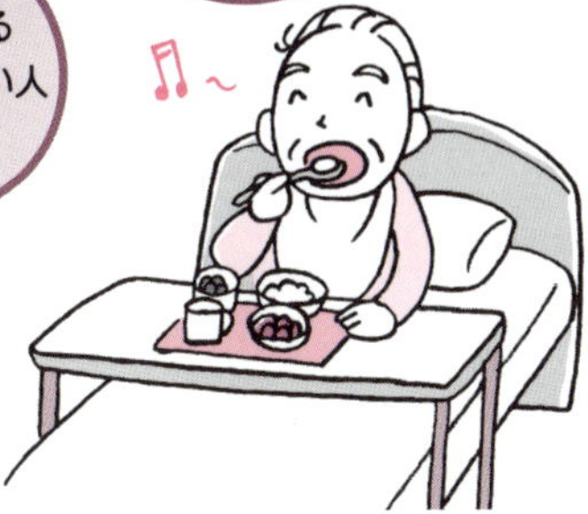

注意したい食品

- パサパサした食べ物（クッキーや固ゆで卵の黄身　など）
- 粉っぽい物（きな粉の付いた菓子や周りに粉の付いた物　など）
- ほくほくした物（焼きイモや焼きグリ　など）
- ぼろぼろ・パラパラした食べ物（ピラフやそぼろ　など）
- 薄くぺらぺらした食べ物（葉物野菜やのり　など）
- すすって食べる物（麺類やお茶漬け　など）
- そのほか、果汁の多い果物や水分を多く含む高野豆腐、コンニャク、酸っぱいもの　など

食事形態を変える工夫とプロセス

食事形態はひとりひとり、その時々の状況に合わせて選ぶようにします。

食事形態変更前にできることを検討しましょう。食べられなくなったからといってすぐに変えるのではなく、状況を見直して改善点があるかどうか確認するようにします。

❶ よりよい環境をつくる

食事の環境や姿勢、食器などを適切に変えることで自立摂食の可能性も残されています。(P63参照)

❷ 問題が起きる時点を把握する

食べることは一連の流れ(かむ、飲み込む、食道を通る…など)で成り立っています。どの時点で問題があるのかを把握して適切な改善策を試みます。(P80、P81、P95参照)

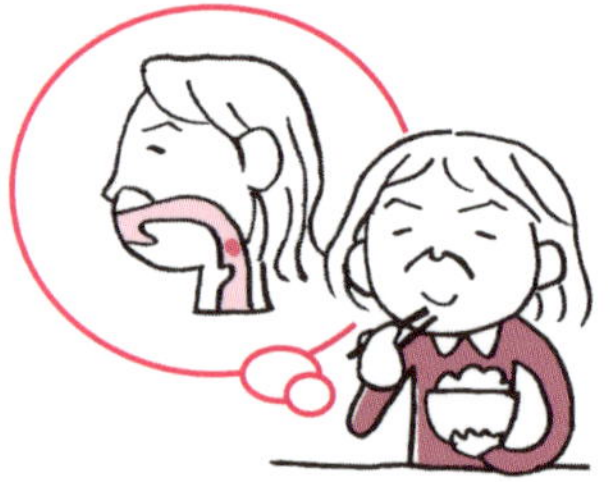

◎「食べ物は今どの辺にある?」

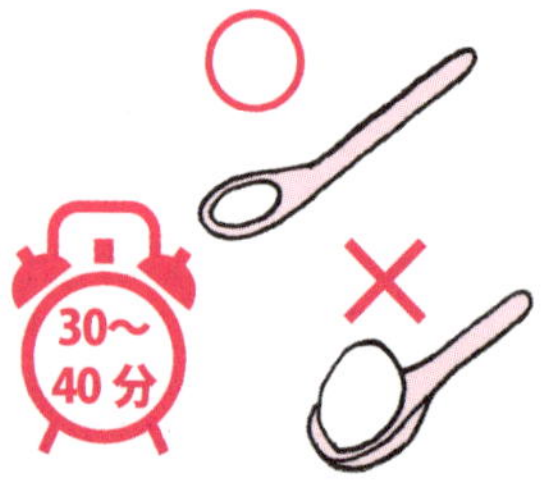

◎少しずつゆっくり確認しながら、ひと口の量を少なめにする。

食事の変化

食事形態だけでなく「どう食べるか」を工夫することも大切です。口の機能が低下すると、食べかすが口の中やのどの途中にいつまでも残ってしまうことがあります。誤嚥の原因になるので、ご飯やおかずの間にとろみを付けたお茶やゼリー（状態によりおかずも刻んでとろみを付けます）などと交互に食べるように工夫するとよいでしょう。

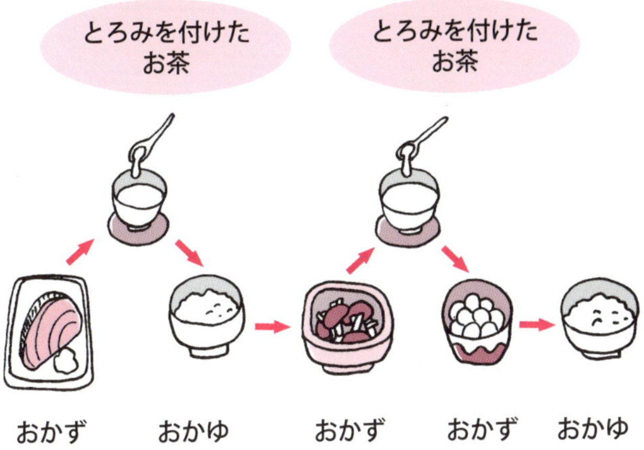

ここがポイント

専門職の助言の元で、食べたいときに、食べたい物を口にする喜びを味わっていただくための工夫を心がけましょう。

嚥下食▶P112

病態別の食事ポイント

本人のレベルに合った食物形態を選択するようにしましょう。

機能の低下
《嚥下困難》

栄養摂取不良…脱水症・低栄養
▼
誤嚥…呼吸器合併症(肺炎・無気肺)・窒息
▼
食べる楽しみの喪失

■食事中にむせる。
食事の初めや食事中にむせやすい人に対しては、飲み込みやすい食品や調理法で対処します。

■食べ物がかみにくい。
口腔内に痛みや腫れがないか入れ歯に問題がないかを確認します。

■たんが出やすい。
誤嚥でたんが出やすくなります。また夜間のせきは食道を逆流した食べ物で誤嚥している可能性があるので注意が必要です。

■口の中やのどに食べ物が残りやすい。
うまくかめずに食塊にまとめられないと口の中やのどに残ります。かむ・飲み込む機能の変化にも注意します。

■食事の時間が長くなった。
かむことや食べ物を送り込む動作などで原因を見いだします。

■体重が減ってきた。
体力や免疫力が低下しないために早急に対応します。食事中の疲れは環境の改善や調理の工夫で対処します。

■肺炎になったことがある。
誤嚥が原因の発熱や肺炎があり、微熱でも注意が必要です。

摂食・嚥下のしくみ▶P80

疾患がある場合の注意点

心不全食

減塩（6g/日未満）とともに水分を制限する。

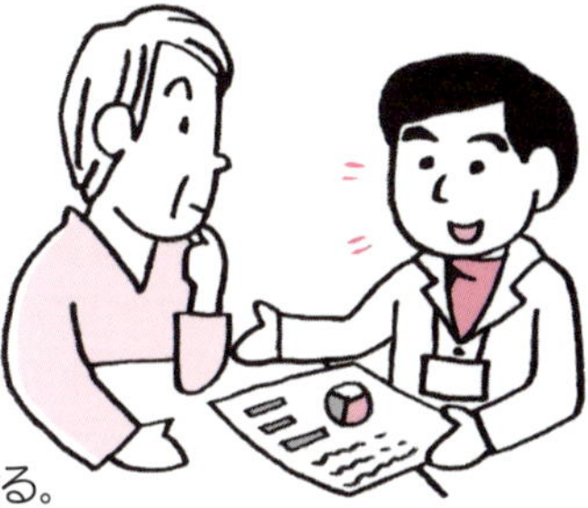

糖尿食

特別な食事があるわけでなく1日の摂取エネルギー量を守って過剰な摂取を避ける。

貧血食

鉄分や造血に必要な成分を多く含む食品をとり入れる。

腎臓食

腎臓に負担をかけるたんぱく質や塩分をとりすぎないようにし、状態によっては水分を制限する。

潰瘍食

胃滞留時間の長い物（繊維の多い物・脂肪分の多い物）を避け、軟らかい物を中心にする。

※食事療法の内容が変わってくる場合がありますので、必ず医師の指示に従うようにします。

ここがポイント

摂食・嚥下機能の向上あるいは低下を正しく把握し、食べられない原因が食事環境か薬の副作用かなどをはっきりさせます。

高齢者の食事と栄養▶P107

経管栄養法

食事が口からとれなくなった場合の栄養補給のための方法です。

経管栄養とは…（P125参照）

経管栄養法とは、口から栄養をとることが難しい場合に、鼻や腹部の皮膚を介して消化管にチューブを入れて栄養補給を行なう方法です。病気や認知症などによって食事をとれなくなり、経管栄養の医療ケアを受ける人もいます。

胃ろう

腹部の皮膚と胃に穴をあけてチューブを入れて行なう。
（P125参照）

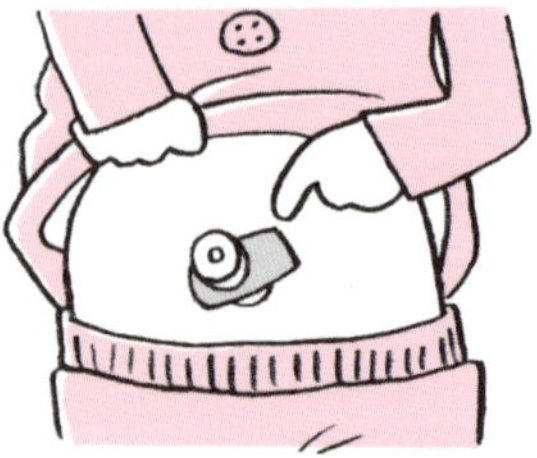

経鼻投与

鼻から胃へチューブを入れて行なう。

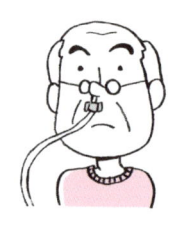

ここがポイント

開始前後のバイタルサインの変化、気分の快不快、栄養剤注入前の胃内容物の確認、皮膚の状態、ろう孔部もれ、発赤（炎症）や腫れなどがないかを観察します。

胃ろうのしくみと栄養剤の注入

準　　備　①手を石鹸でよく洗い、栄養剤は常温程度でよい。②ベッドを上げて上半身を30度から90度に起こす(ファーラー位)

注　　入　クレンメが閉まっている状態で、容器に栄養剤を入れ、チューブを接続後、クレンメを開け、栄養剤を注入する。
薬の注入：投与前にシリンジで、勢いよく水を流し込み(フラッシュ)、チューブ内の栄養剤を流してから注入する。

注 入 後　食道への逆流を防ぐため30分から1時間くらい上半身を起こしたままにする。

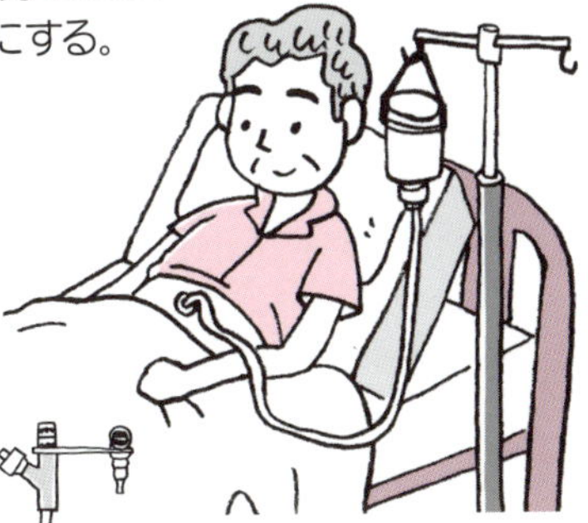

(ファーラー位：P126参照)

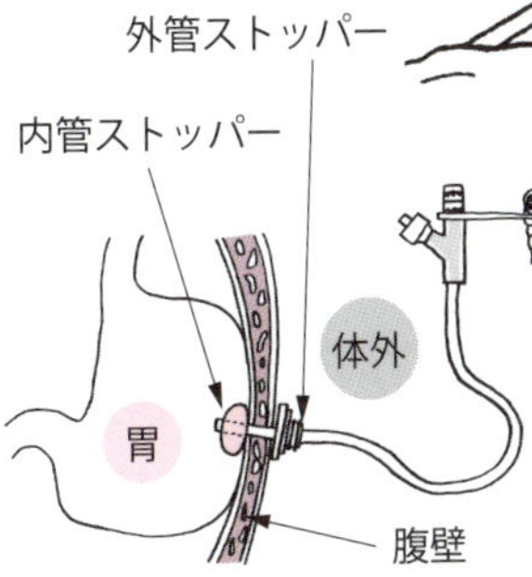

資料1

食事箋の例

平成　年　月　日発行

ID		氏名	殿	部屋	階　号室
性別	男・女	生年月日	M・T・S　年　月　日（　歳）		
身長	cm	体重	kg	病名	
区分	開　始（入所　外出・泊　絶食） 停　止（退所　外出・泊　絶食） 転　室（　）→（　）へ	変更			
期間	年　月　日　朝・昼・夕 年　月　日　朝・昼・夕	から のみ まで			

食事区分	一般食	普通食	塩分制限あり（　g）以下	経営・濃厚流動食	種　類	朝	昼	夕	他	計
		嚥下食	Ⅰ・Ⅱ・Ⅲ・Ⅳ							
	治療食	心不全食	塩分制限（　g）未満							
		糖尿食	A・B・C							
		腎臓食	A・B・C							本/日
		（その他）貧血食　潰瘍食		水分						計 本/日
	主食	米飯　全粥　全粥ペースト　おにぎり　パン　他								
	副食	一口大　キザミ　超キザミ　ペースト　※トロミつき								
	量	（主食）1/2量　（副食）1/2量		間食						
	朝食	（主食）パン　米飯　全粥 （飲み物）りんごジュース　その他（　）								
特記事項	禁止食品等									

（介護老人保健施設あおぞらで使用のもの）

口腔と舌の背面

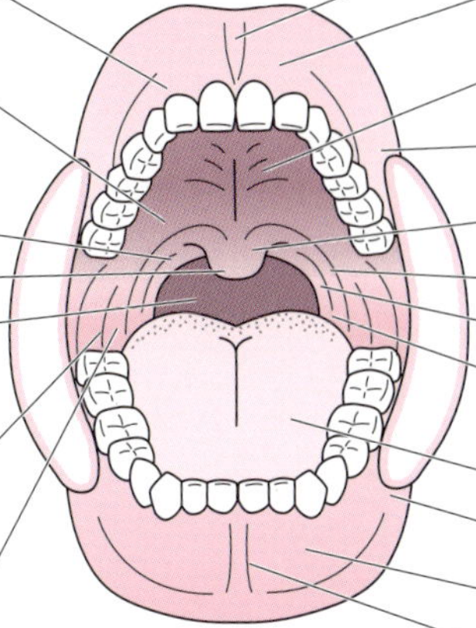
上唇小帯
口腔前庭
上顎歯槽部
硬口蓋
固有口腔
頬小帯
軟口蓋
口蓋帆
口蓋垂
口軟舌弓
口狭
口蓋顎頭弓
口蓋扁桃
臼後三角
舌
頬小帯
下顎歯槽部
臼後隆起
下唇小帯

口腔の前面

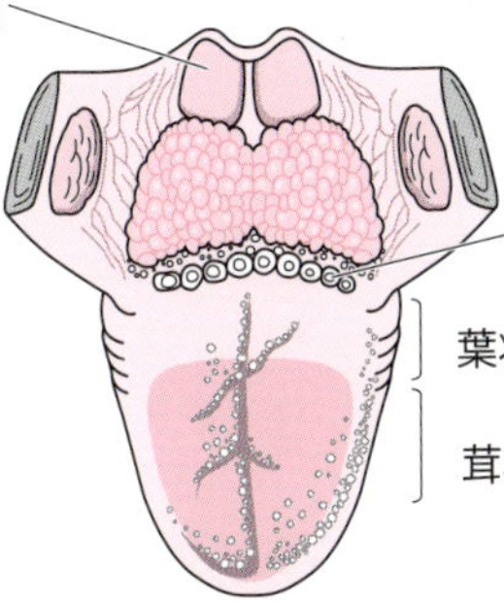
喉顎蓋
有郭乳頭
葉状乳頭
茸状乳頭

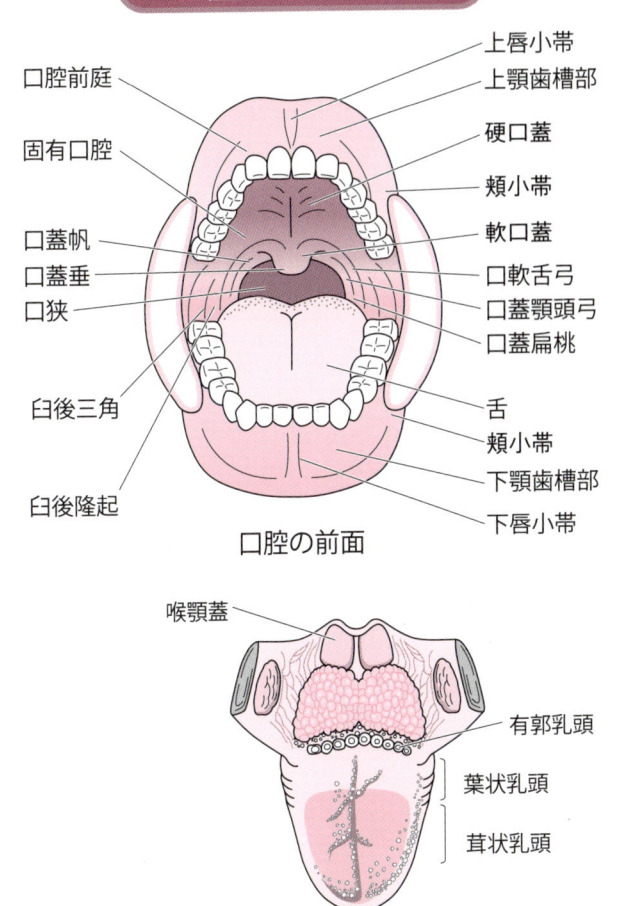

資料3

口と咽喉

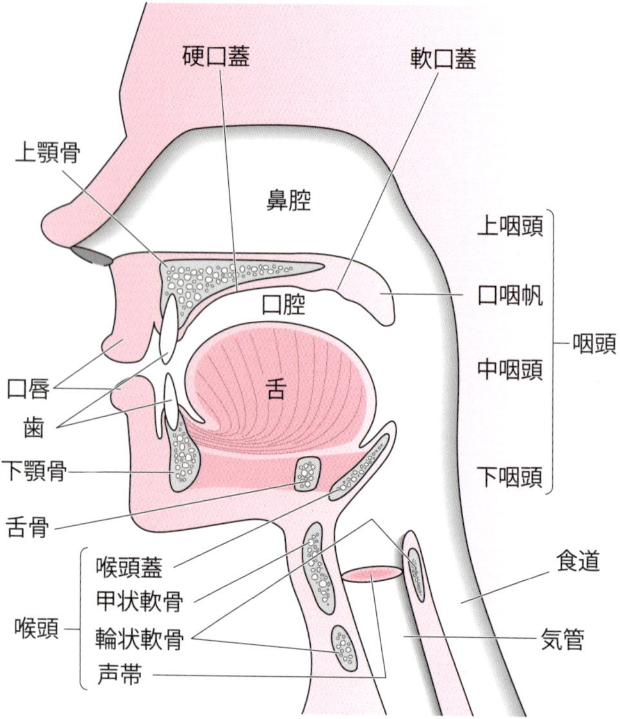
硬口蓋
軟口蓋
上顎骨
鼻腔
上咽頭
口腔
口咽帆
咽頭
中咽頭
口唇
舌
歯
下顎骨
下咽頭
舌骨
食道
喉頭
喉頭蓋
甲状軟骨
輪状軟骨
声帯
気管

口腔ケア関連用語ミニ辞典

胃ろう

内視鏡を使って腹部に小さな口を造り、胃にチューブを通すこと。口からの食事が難しい人などに直接胃に栄養を入れる栄養投与の際に用いられる。

嚥下障害

食べ物を飲み込み、胃へ送り込む過程の障害。食物が気道に入って肺炎を起こしたりすることがある。

ガーグルベースン

うがい時に吐き出した水を受けるための用具。ベッド上などでうがいした水や嘔吐物を受けるために使う。

開口障害

口が開かない状態。口の開きの障害と開口運動の障害がある。開口障害の主な原因に顎関節症がある。

ガムラビング

器具を使わずに指で歯茎のストレッチをすること。口腔内の感覚機能を高めたり、唾液の分泌を促したりする。

経管栄養

管を介して消化管に栄養や水分を補給する方法で、経口摂取が難しい場合や栄養が不十分な場合に行なう。

言語聴覚士

リハビリテーション専門職のひとつ。音声・言語・聴覚・嚥下機能に障害のある人に対して検査・訓練などを行なう。

構音障害（こうおんしょうがい）

話し言葉の音が正しく作り出せない状態。主に脳卒中の後遺症などによる運動障害性のものとけがや病気による器質性障害のものがある。

受容器

刺激を感受する細胞や器官。化学受容器や皮膚受容器、触覚受容器などがある。

切端咬合（せったんこうごう）

上下の歯の先端が当たる状態をいう。上歯と下歯の間にあるべきスペースがなく、そのままにしておくと歯の先が欠けたりする場合がある。

摂食・嚥下リハビリテーション

摂食（食べる）や嚥下（飲み込む）の障害がある人に対して、安全で安心な食事ができるように支援するリハビリである。

そしゃく（咀嚼）

口腔へ取り込んだ食物を歯で噛み、粉砕し、送り込みやすい形にまとめることをいう。消化を助ける効果がある。

ファーラー位

半坐位（はんざい）ともいい、ギャッジベッドやイスの背、バックレストなどを利用して上半身を45°起こした状態をいう。セミファーラー位は上半身を15～30°に起こした状態をいう。

プラーク

歯垢のことで、細菌と食物からなる物質が歯に付着して虫歯や歯周病の原因となる。

水飲みテスト(改訂)

(MWST：Modified Water Swallow Test)。水分3ccを嚥下してもらい嚥下のようすを観察する。

味蕾(みらい)

舌や軟口蓋にある食べ物の味を感じる小さな化学受容器である。

K-point

奥歯の奥のほうにある(臼後三角後縁のやや後方の内側の部位)。嚥下反射を誘発したり、開口を促したりすることができる。

VE(嚥下内視鏡)検査

Videoendoscopic Evaluation of Swallowing。鼻から喉まで内視鏡を入れ、ゼリーなどの飲食物の残留具合を観察する方法である。

VF(嚥下造影)検査

Videofluoroscopic Examination of Swallowing。レントゲン透視装置を用いて造影剤を含んだ水分、食物の嚥下するようすを観察する方法である。

監修：堀　清記（ほり・せいき）
兵庫医科大学名誉教授・元姫路獨協大学教授。京都大学医学部卒・医学博士
日本体力医学会評議員

監修：堀　和子（ほり・かずこ）
社会医療法人医真会 介護老人保健施設あおぞら施設長・元兵庫医科大学教授。
京都大学医学部卒・医学博士・日本体力医学会評議員

協力：●社会医療法人医真会　介護老人保健施設あおぞら
　管理栄養士・藤井 友紀　言語聴覚士・加藤 猛
　●ふくふく庵デイサービスセンター（レクリエーション・イメージ等）

編著：前田　万亀子（まえだ・まきこ）
CSねっと企画合同会社・一般社団法人PORO所属。ライター・コーディネーター

スタッフ
表紙装丁・イラストコーディネート／曽我部 尚之（E-FLAT）
表紙・本文イラスト／坪井 高志（ふくふく庵デイサービスセンター施設長）
　角田 正己（イラストレーションぷぅ）
編集協力　本文デザイン・レイアウト／森高 はるよ（アド・コック）
企画編集／安藤憲志　校正／堀田浩之

安心介護ハンドブック⑭

口腔ケア・レクネタ帳

2014年5月　初版発行　2023年7月　第6版発行

監修　堀　清記・堀　和子
編著　前田　万亀子

発行人 岡本　功
発行所 ひかりのくに株式会社

〒543-0001　大阪市天王寺区上本町3-2-14
　郵便振替00920-2-118855　TEL06-6768-1155
〒175-0082　東京都板橋区高島平6-1-1
　郵便振替00150-0-30666 TEL03-3979-3112
URL https://www.hikarinokuni.co.jp
印刷所　図書印刷株式会社

ISBN 978-4-564-43124-1
C3036　NDC369.17　128P 15×11㎝
Printed in Japan
乱丁、落丁はお取り替えいたします。